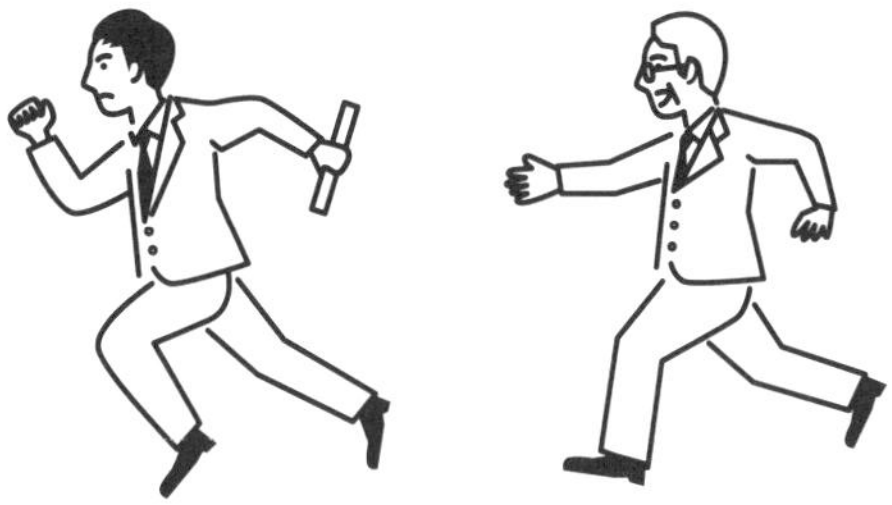

家業を継ぐ前に、知っておきたい

「継承学」

医療法人 小村歯科医院　理事長

小村圭介

SUN RISE

既存のファミリービジネス本の盲点

家業を継ぐとき、どのような点に配慮や工夫をすれば継承がうまくいき、これまでの仕事をより発展させることができるのでしょうか。

私自身、実家の歯科医院を継承するにあたって、参考書籍をたくさん読みました。それらには確かに有益な情報が載っていました。

しかし、何冊も読んでいくうちに、「自分の知りたいことが書かれていない」という、もどかしさを感じるようになったのも事実でした。

というのも、それらの家業継承のファミリービジネス本は、家業を子に譲る側、すなわち親目線で書かれたものがほとんどです。

多くの書籍が同傾向になってしまうことには理由があります。継承させる側、親のほうの経験値が圧倒的に高く、言葉の重みもあるからでしょう。

しかし、残念ながら、親目線で書かれた旧来の継承指南書は、現代ではあまり有効ではありません。

そもそも継承させる側と継承する側では、考え方や感じ方が異なります。その世代間ギャップは、継承トラブルを引き起こす、大きな要因の1つでもあるのです。

親目線で書かれたノウハウ本では、継承後も親先生が現役の場合、「早期の引退をすすめる」など、親先生の影響力をどうやって少なくしていくかということが1つのポイントとして語られています。

大学教授や地方の名士的な歯科医師の場合なら、先代の影響力は大きな問題となるかもしれません。しかし、我が家の場合、ごく普通の町の歯科医院です。

とはいえ、「町の歯医者」として数十年にわたり、地域医療を担い続けてきた父の仕事に対する尊敬の念がありますから、継承後も当然、父と一緒に仕事をするものと思っていました。継承する私の側から、父に早期の引退を求めることなど考えもしませんでした。

さらに、継承する側が困ったり、迷ったりしたときの適切なアドバイスは、親目線のノウハウ本には見つからないことが多いのです。

結局、私自身が継承する際は先行するノウハウ本に頼らず、自分で道を探りながら、時には間違えながら、一歩ずつ進むしかありませんでした。

家業を継ぐ前に重要なもの

おそらく、本書を手に取られている、これから家業を継承しようとしている皆さんも、同じような境遇に置かれている方が多いのではないかと思います。

地域に根差して、地道に患者さんの歯を守ってきた、ごくごく普通の町の歯科医院をいったいどうやったらうまく継承できるのか。

今回の継承を踏まえて、私は
「家業を継ぐ際に重要なのは、経営学でも、マネジメント学でもない、継承する側の視点で書かれた手引書なのではないか」

そう考えるようになりました。

そして、その思いが結実したものが「継承学」であり、本書です。

自ら「継承学」と名づけましたが、難しいことを語ろうとしているわけではありません。本書は、家業を継ごうとしている皆さんが継承前に知っておくと役に立つ「継承の実践学」ともいうべきものです。

それは、単に家業の継承を無事に済ませるためだけではなく、親との関係を円滑にし、かつ、家業も発展させる「幸せな継承」を目指すメソッドとなっています。

継承の3ステップ

私の父は、医療法人小村歯科医院の初代院長で現在60代、私が二代目で現在36歳です。当院はおかげさまで無事に、院長（理事長）交代を終えることができました。

これから詳しくお話ししていきますが、医院継承の問題を考えるとき、私は「継承の3ステップ」として見ていくとわかりやすいと考えています。というのも、

3ステップにすると、課題が整理しやすいのです。

その3ステップとは、次のようになります。

ステップ1　親の医院への勤務
ステップ2　親の医院の院長交代
ステップ3　新医院への新築移転

本書でも、この3つのステップの順に話を進めていきます。合わせて、医院継承において必要と思われる事項を補足していくことになります。

もちろん、私のケースでも、すべてがすんなりと進んでいったわけではありません。難しい状況も多々ありました。

郷里は過疎化が進行中。実家に戻ってきたとき、医院の経営状態はお世辞にもいいとはいえませんでした。しかも正直いって、父はかなりの頑固者。

そんな中で継承や医院の運営がうまくいったのも、私の力というより、時に意見の相違がありながらもサポートしてくれた父や、支えてくれたスタッフあってのものであることはいうまでもありません。

そんな父や周囲の力を借りながら、自分でもあれこれ試し、間違えたと感じたら自分のやり方を改め、よりよき道を探りつつ進めていった末の継承でした。

その結果として、経営状態はなんとか向上し、２０２１年には無事に新築移転も行うことができたのです。

こうした経験から得られた継承とファミリービジネスを成功させるためのノウハウを、多くの皆さんと共有できれば、これほど幸せなことはありません。

歯科医院を継承する意義

ここで、歯科医院を継承することの意義についても短く触れておきたいと思います。

施設の種別にみた医療施設に従事する歯科医師数の年次推移

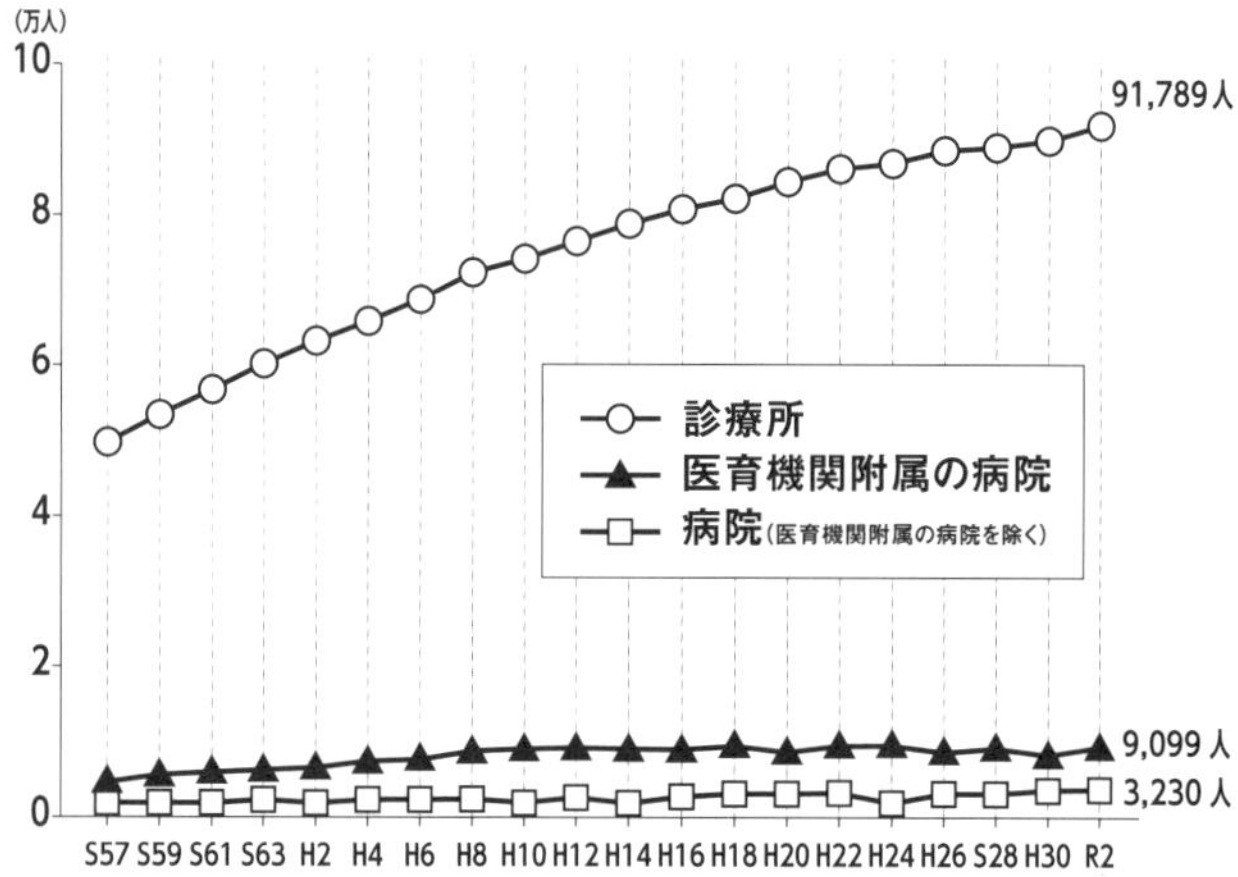

厚生労働省「令和2(2020)年 医師・歯科医師・薬剤師統計の概況」

歯科医院を二代目として引き継ぐことは、現在の歯科医療が抱えている大きな課題に対する１つの回答ともなり得るからです。

その課題とは、ここ十数年、マスコミなどでもたびたび報道されてきた「歯科医師過剰」の問題です。「歯科医院はコンビニより多い」「数十メートル先にまた歯科医院がある」などのニュースを見聞きした方も多いでしょう。

厚生労働省のデータによれば、１９８２年に５万８３６２人だった歯科医師数はその後、統計上一度も減ることなく、2020年には10万7443人まで増えています。

2020年の厚生労働省による「医師・歯科医師・薬剤師統計の概況」（右ページのグラフ参照）によると、歯科医師の開業率は88・1％。医師の場合、総合病院などに勤務することもありますが、歯科医師の場合、ほとんどの方が開業を選択します。というより、開業しか選択肢がありません。

こうして、毎年増え続ける歯科医師のほとんどが開業していくと、右も左も歯科医院という現象が生じてしまうのです。

では、歯科医師過剰のこの現状を打破するには、どうしたらいいのでしょうか。

その手がかりが、歯科医院の継承にあります。

キーポイントとなるのは歯科医師の年齢層です。同じく、厚生労働省の調査によると、歯科医師の年齢層は2020年時点の年齢階級別で、「50〜59歳」が22・8％と最も多く、次いで「60〜69歳」は22・2％、三番目に「40〜49歳」は

卒後何年で開業しましたか?

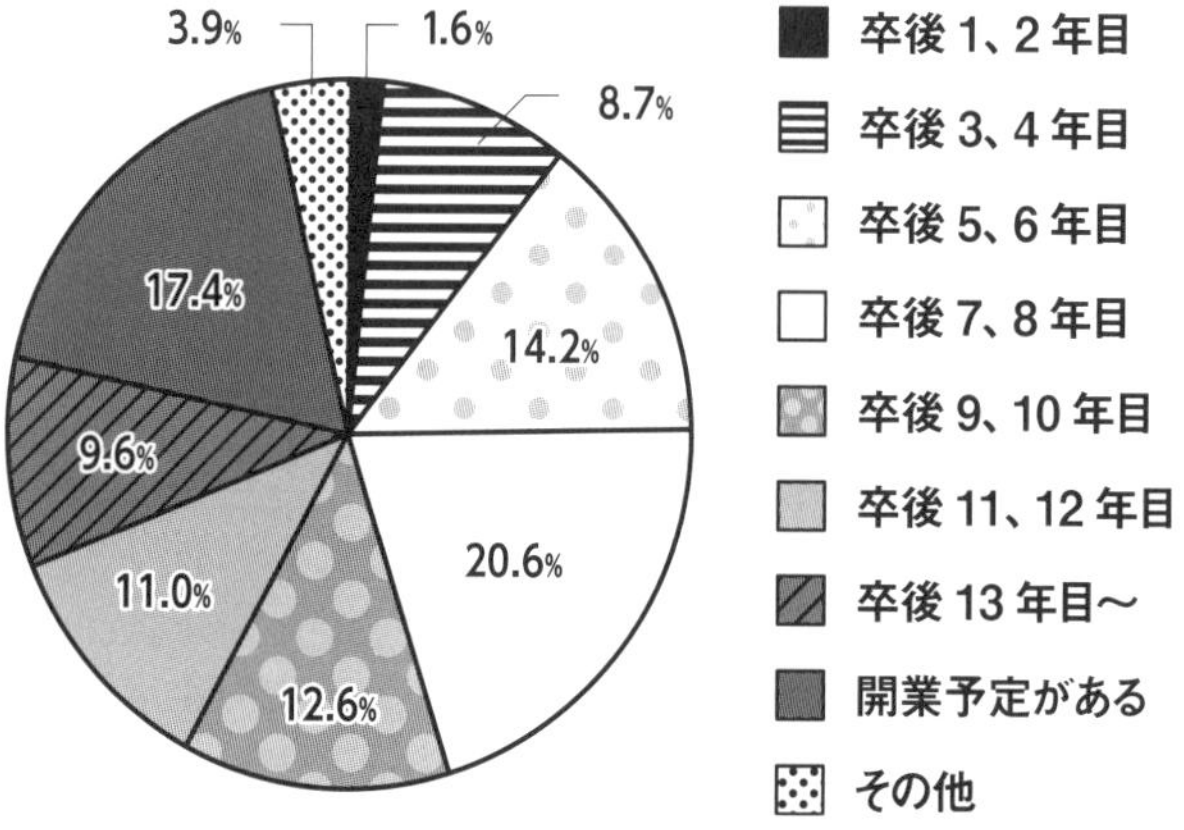

歯科医師向け歯科業界情報サイト『WHITE　CROSS』の歯科医師統計

20・5%。40代〜60代が歯科医師全体の65・5%を占めていることがわかります。つまり、6割以上を占める歯科医師のほとんどが開業していたため、歯科医師数というより、歯科医院数が増えているのです。

私自身、父の医院があるにもかかわらず別なところで開業すれば、さらに歯科医院数を増やしてしまうところでした。

ある歯科医師向けの歯科業界情報サイトによると、歯科免許を取得してから開業するまでの期間は半数以上がおよそ10年以内（右ページのグラフ参照）。

現在、私のように「後継ぎ候補」となる先生が30代～40代に入ってきており、まさにそろそろ開業を迎える時期です。その後継ぎ候補の、いわゆる若先生が実家に戻り、親の医院を継承するなら、歯科医院数はこの10年で抑えられるはずです。むやみやたらに歯科医院が増え続け、患者さんとスタッフの取り合いに終止符を打てるかどうかは、若先生にかかっているといってもいいのです。

なお、本書は筆者が歯科医師であるため、主に歯科医院を継承するにあたっての話になりますが、一般的に家業を継ぐという点から見ても、他の職種の継承に通じるところが多々あるかと思います。

私自身が体験し、そこから学んだことを、継承する側の視点で、できるだけ率直に、失敗談も含めて包み隠さずお話しするつもりです。

本書がこれから家業を継承しようとしている皆さんへのアドバイスとなり、よきエールともなることを心から願っています。

はじめに

第1章

継承ステップ1

親の医院に勤務
―親子トラブルを避けるにはどうしたらいいのか？

第2章

継承の準備1

経営面の確認・経営強化のために何ができるか

第3章

継承の準備2

歯科医の使命とは何かを考える

第4章

継承ステップ2

院長継承・引き継ぐ際に大事なこと

第5章

継承ステップ3

新築移転

──新しい医院をどのようにイメージするか

第6章

地域の未来に向けて
──継承の意義

第 1 章 継承ステップ1

親の医院に勤務

―親子トラブルを避けるには どうしたらいいのか？

過疎化が進みつつある町で

歯科医師免許を取得後、5年間の修業を経て、私が郷里に戻ったのは、2017年、29歳のときでした。

私の郷里は、青森県の五戸町にあります。

まず最初に、私の地元の置かれている状況についてお話ししておきましょう。

歯科医師にとって医院の立地条件というのは、極めて重要なものです。新規に医院を開業する際は、立地が新医院の死活を決めるといっても過言ではありません。立地条件によって訪れる患者層も大きく違ってくるのですから、新規医院の立地選定には歯科医の誰もが神経をとがらせます。

医院継承の場合、新規開業とは異なり、現医院のある場所は決まっています。継承後、いずれどこかに移転する可能性があるにせよ、まずは、自分の継ぐ医院の立地環境がどのような状況に置かれているか、未来の展望も含めて検討を加

都道府県（従業地）別にみた医療施設に従事する人口10万対歯科医師数

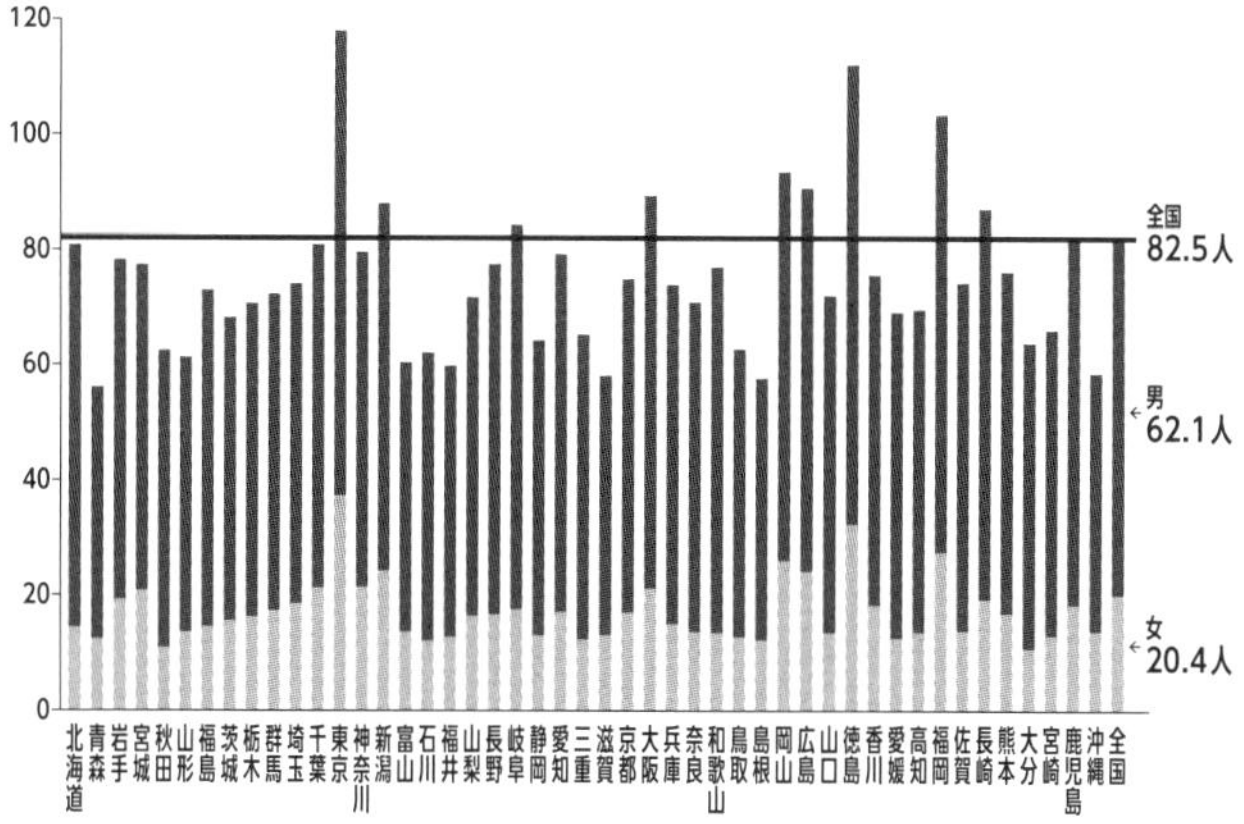

厚生労働省「令和2年（2020）年　医師・歯科医師・薬剤師統計の概況」

えておく必要があります。

特に地方の場合、都市部とは全く異なった状況があります。

歯科医院が増えすぎて困っているのは大都市圏および、それに準ずるような都市部の話であって、地方の場合、逆の現象が起こっています。

人口10万人に対する歯科医師数を見ると、青森県は全国的にも指折りの歯科医師が少ない県。上の厚生労働省の調査によるグラフでも明らかな通り、過剰どころか、歯科医師不足に悩んでいます。

つまり、都市部とは逆に、歯科医院が減っていく状況の中で、今ある自分の医院にどんな未来が見通せるのか。立地というより、もっと広く、地方の置かれた環境条件から考えていく必要があるのです。

さて、そこで、小村歯科医院のある五戸町についてお話ししましょう。

五戸は青森県の東南部、八戸市の隣に位置します。公共交通機関はバスのみ。最寄り駅は、車で20～30分程かかる八戸駅になります。仙台までは新幹線で約2時間、東京まで約3時間かかります。いってみれば、陸の孤島のような地域です。

町の名産は、馬肉や日本酒、なんばんみそなどがあり、資源は豊か。豪雪地帯ではありませんが、冬になれば雪が降り積もり、寒さはかなり厳しいところです。

そんな我が町は現在、過疎化がジリジリと進みつつあります。

2000年、2万人超だった人口は、2021年には1万7000人を切り、高齢化率が40％を超えました。町の人口推計によると、2050年には、8615人になると予測されています。（左ページのグラフ参照）

五戸町における今後100年の人口推計（2010年～2110年）

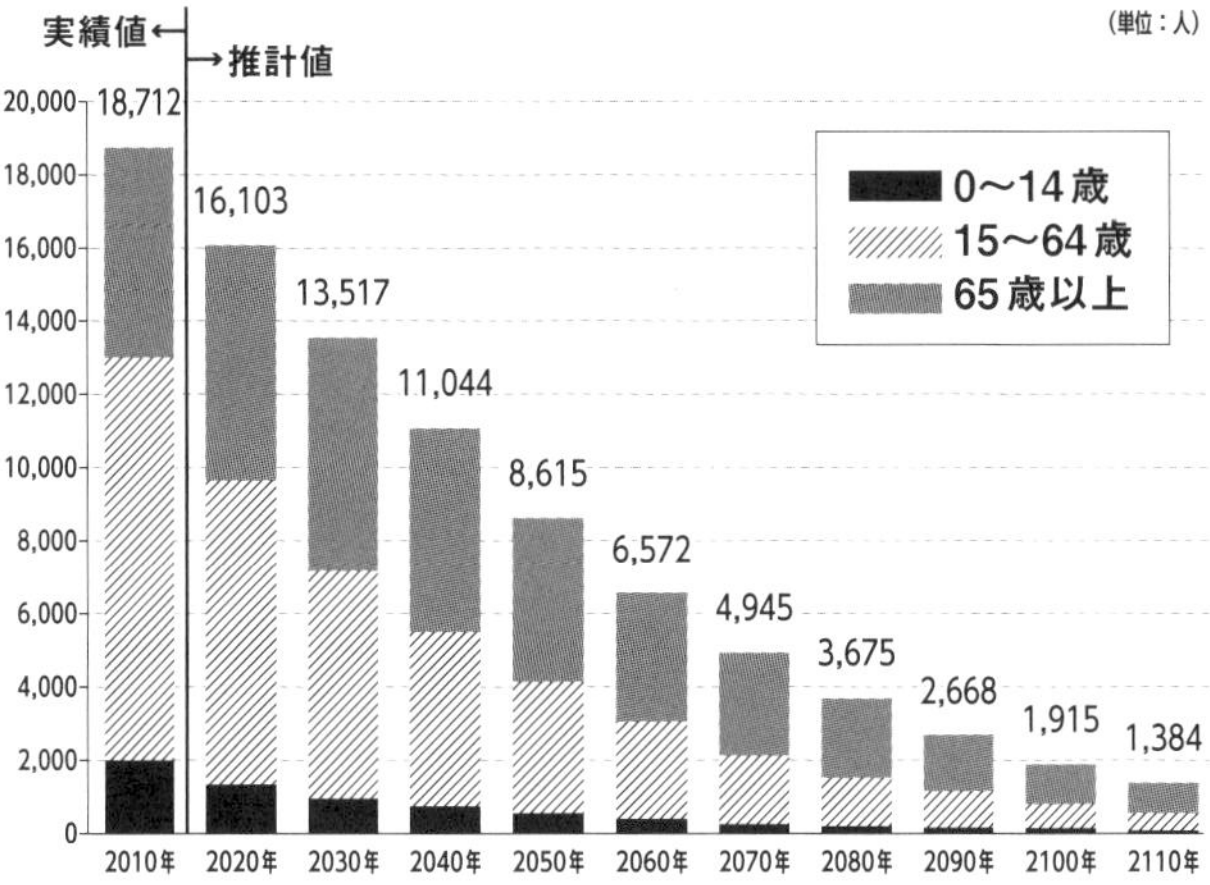

五戸町「五戸町人口ビジョン 五戸町まち・ひと・しごと 創生総合戦略」(第2期)

全国展開している大型スーパーがやってきたこともありましたが、残念ながら、数年で見切りをつけられ、撤退してしまいました。

日本の多くの地方に見られるように、若い人が都市部へ流出。私が帰ってきたときも、いささか町に活気がなくなっている印象を受けました。

そんな現状を見て、不安がなかったといえば、嘘になります。

近隣の八戸市とは経済圏が違いますので、八戸市の住民が五戸町の歯科医院に通うということはまず考えられません。

言い換えるなら、実家の歯科医院は、ほぼ五戸町の人たちだけを対象に診療を続けていかなければならないということです。

継承後30年は診療を続けていくとなると、将来、「患者さんがちゃんと来てくれるのだろうか……」などなど、心配の種はいろいろありました。

五戸町には、帰ってきた当初、当院を含めて、歯科医院が7軒ありました。現在は、7軒のうち、2軒が閉院。理由はどちらも「後継者不在」です。

文字通り、歯科医師不足、歯科医院不足が五戸の町で現実のものとなりつつあったのです。

- ✔ 医院継承においても、立地環境（未来展望を含めた）の再検討は必須事項
- ✔ 郷里五戸町は過疎化が進行中。かつ、歯科医師・歯科医院不足が現実のものになろうとしつつある

なぜ家業を継ぐことを選んだか

故郷のこのような現実を目にして、寂しい気持ちになったのは事実でした。それでも、自分の育った地域の置かれている厳しい状況はすでにわかっていましたし、私自身の「家業を継ぐ」という気持ちに揺らぎはありませんでした。

この多様性の時代に、私自身、かなり古いタイプの人間なのかもしれませんが、家業があり、自分が長男ならば、それを継ぐべきだと考えてきました。

ただ、高校で最終的な進路を決めるギリギリまで、歯科医師ではなく、医師になるという選択肢もあるにはあったのです。

クラス担任から「私立なら医学部の推薦が可能だ」といわれました。その言葉によって、私は初めて「医師になるべきか」または「家業を継いで歯科医師になるべきか」という2つの分かれ道の前に立たされました。

おそらく自分の父が医師なら迷わず、医師を選んだでしょう。しかし、我が家は歯科医院。

なお、父が「歯科医師もおもしろいぞ」と漏らすのを聞いたことはありましたが、父から「後を継いでほしい」といった言葉かけは一切ありませんでした。

家業を継いで歯科医師になるか、それとも医師になるか。

悩んでいたある日、3歳下の当時中学3年の弟に声をかけました。「お前が歯科医師になってくれるなら、俺は医学部いくけどどうする?」と。

弟は「いや、俺は歯科医師にはならない」と、きっぱり答えました。

今考えると、自分は高校3年になってやっと自身の進路を考え始めたのに、中学3年の弟に将来を問うのは無茶振りもいいところでした。

弟の返答を受けて、「わかった、じゃあ俺が歯科医師になるよ」と、大学受験を歯学部1本に絞ることを決めました。念のため医学部も受験する、ということもしませんでした。

おそらく自分の答えは、弟に尋ねる前からとっくに決まっていたのでしょう。

父は五戸の地に歯科医院を開業し、約30年間診療を続けてきました。今も現役で、日々の診療にあたっています。

家業の歯科医院を私は幼少期から三兄弟の長男として、ずっと見てきました。

父は、歯科医師として論文を執筆したり、講演をしたりといった派手なことは一切せず、地域に根付いた文字通りの町医者でした。

私は父の「患者さんを守っていく姿」をそばで見続けてきたのです。

子ども心に、その父の姿をとてもかっこいいと思っていましたし、先に話した通り、いつの日か自分も家業を継ぐのだなと自然に感じていました。

私に家業を継ぐことを後押ししたのは、そんな父の背中だったのだと思います。

そして、私を育ててくれた五戸の町に対する思いもありました。

それは後に、私自身がこの地で歯医者としてやっていく重要なモチベーションともなっていきます。

- 歯科医師になるか、医師になるか。選択の決め手は父の背中
- 郷里に対する思いも重要なモチベーションになる

医院継承のメリットとデメリット

実際の継承の話に入っていく前に、まず、歯科医院の新規開業と、医院継承の違いについて確認しておきましょう。

この2つの間には、大きな違いが存在します。

新規開業では、開業に必要な立地を探し、その地域で必要とされるニーズ（患者層）を調べ、スタッフを確保する必要があります。開業資金も含めて、すべてを一から揃えなければなりませんから、大変な時間と労力、費用がかかります。

新規開業の場合、マーケティングもかなり重視しなければなりません。

一方、医院を継承する場合、立地、患者層、スタッフはすでに決まっています。原則としては、あるものを引き継ぐことで、現体制のまま診療を続けられますから、時間や労力、経費がより少なく済ませられます。

医院継承の場合、経営学よりも、それ以外の要素のほうが重要になってくるといってもいいかもしれません。

医院継承のメリットとデメリットを、もう少し詳しくまとめておきましょう。

医院継承のメリット

・医院の建物や設備は、耐久性などに問題がなければ、そのまま使うことができる
・地域で長年診療を続けてきたので、認知度が高い
・既存の患者さんがおり、その患者層を引き継げる
・スタッフも引き継げる。新たにスタッフを雇う必要が当面ない

医院継承のデメリット

・建物や設備の耐久性に問題があれば、設備の修繕、もしくは、建物そのものの建て替えが必要になる
・新規の患者さんが少なくなる傾向がある
・現医院の経営状況がよくない場合、環境条件の多くが固定されているため、立て直しの方策に困る恐れがある
・既存スタッフと若先生の関係性の構築が難しい場合がある

私自身、医院継承において、これらのメリットとデメリットを文字通り、実地に体験することになりました。

✔ 医院継承のメリット：立地確定・認知度あり・患者層、スタッフを引き継げる
✔ 医院継承のデメリット：設備家屋の劣化・新患不足・イメージ固定・既存スタッフとの関係性の構築が難しい

最初の気づきの瞬間

医院を継承する場合、若先生はいったん地元から離れて、大学で学び、研修医として研鑽を積んだのち地元に帰ってきます。

そして戻った際、親先生の医院の環境にすんなり溶けこめるかといえば、そんなに簡単な話ではありません。

私自身がそうでした。父の医院で働き始めたとき、とても印象的な出来事があ

りました。

父やスタッフの皆さんが私を囲む会を開いてくれたのです。

その会で乾杯の発声をしてくれたスタッフから、「ようこそ」という言葉をかけられて、私はちょっと驚きました。

実家である父の医院を継承するために帰ってきたわけですから、私としては「実家の医院の中の人間」のつもりでした。

正直、「ただいま」という気持ちだったのです。

しかし、スタッフ側からは、そのようには見えていなかった。「ようこそ」という言葉によって、スタッフから見た自分は「外からやってきた人」であることを悟らされたわけです。

それは、これから信頼関係を一から築いていかなければならないという意味でもありました。

今から考えると、本当に大事な気づきの瞬間でした。

医院を継承するということは、そもそものマインドセットから変えていかないといけないのです。

若先生が、実家の新しい環境に入っていくとき、新参者の若先生と、その家業を長年担ってきた親先生やそれを支えてきたスタッフとの間には、意識のギャップというものがどうしても生じます。

そして、そのギャップこそがさまざまなトラブルの元になります。

ここで重要なのは、ギャップがあることを知り、まず、それを認めることです。

たとえば、若先生が地元に戻ってきたとき、真剣に向き合わなければならない4つの要素があります。

それは、「親子関係」「経営状況」「患者さんとの関係」「スタッフとの関係」です。

それぞれにおいて、若先生の想定していたことと現実の状況がかみ合わないことがしばしば起こってきます。

特に親子関係（それと関連して、スタッフとの関係）はギャップが生じやすいのです。

歯科医師には裁量権があり、周りに指示をしたりできるのですが、医院継承の難しいところは、若先生がイニシアティブをとろうとしても、その上にすでにイニシアティブをとっている親先生という大きな存在がいるところにあります。

若先生は経験も少ないですし、現医院にいるのは、自分が育てたスタッフでもありません。

継承前も、継承後も、イニシアティブの問題は続きますが、ともあれ、若先生は着任早々、自分の思いと周囲の感じ方の違いに直面することになります。

- ✔ 若先生と、それを迎える周囲では意識のズレがある
- ✔ 若先生が向き合うべき４つの課題：親子関係、経営状況、患者さんとの関係、スタッフとの関係

若先生が戻った医院の環境とはどういうものか

若先生が戻ってきた医院には、親先生を中心にした成熟したシステムがすでに存在しています。

治療や経営のシステムも、スタッフとの関係も、長い年月をかけて構築されてきたものばかりです。

何より、親先生は長年にわたって多くの患者さんを診てきており、経験豊富です。経験値が必要とされる「義歯作成」「根管治療」「CR（コンポジットレジンの略。歯の修復・補填）で使用する器具」といった治療の詳細は、親先生の中でしっかり確立されています。

欠けた歯を義歯にするか、ブリッジにするのか、そうした細かい判断が素早く的確に出されるので、それに沿ってアシストするスタッフの動きもしっかりとルーティン化されています。

このようにシステムが円滑に機能しているところに、治療経験の浅い若先生が入っていくと、どうなるでしょう？

若先生の多くが当惑することになると思います。まさに私自身がそうでした。修業を数年間してきたとはいえ、若先生はまだまだ診療技術が十分に熟達しているとはいえません。

いわば、不慣れな新人がルーティン化され円滑に動いているシステムの中に入っていくわけです。患者さんを診療する技量全般も、経験が足りませんから、親先生のようにはスムーズにいきません。

そうなると、現場の流れを理解していない新人が現場の足を引っ張ってしまうような事態もしばしば起こります。

さらに、若先生が「いずれ自分の継ぐ医院だから」と、着任当初から、自分なりのやり方を押し通そうとすると、それは当然ながらトラブルの元になります。

たとえば、詰め物の治療の際、歯を削ってCR充填という治療を行います。このとき、3～4本の器具を使います。

私は、それをそばにいるスタッフに手に持っておいてもらって、必要なときにスタッフから受け取りたい。自分は治療箇所だけを見て、治療に集中したいのです。修業時代はそうしたやり方でやってきました。

ですが、親先生はそういうやり方をとっていませんでした。

スタッフは器具を皆、テーブルにすぐ置いてしまいます。持っていてくれないのです。私が渡しても渡しても、すべて置いてしまう。なので、自分としては非常にやりにくいのです。

仕方なく、スタッフに「器具を持ったままでいてください」と頼むと、「親先生はそういうやり方はしていないのに……」と、スタッフが戸惑うことになります。

そこで無理やり、「親先生の方針はこれ、若先生の方針はこれ」というスタイルを押し通そうとすると、間違いなくスタッフに負担がかかります。

些細な違いかもしれませんが、これが若先生にとっても、スタッフにとっても大きなストレスとなり得るのです。

また、1人の歯科医師でやってきた体制のところに、歯科医師がもう1人増え、2人体制となると、「仕事の分担」という問題が生じます。

ずっと1人の医師でやってきた医院では、歯科医師が2人になったからといって、2人分の患者さんがすぐにやってくることはまずありません。

当院の場合、私が戻ったときは患者数が減少しつつあったところでしたから、既存の患者さんをどう割り振るかという問題になりました。

2人の歯科医師がいて診療を能率的に回すには、親先生と若先生とで、うまく役割分担をすればいいではないか、そうお考えになる方も多いでしょう。

しかし、実際にやってみると、この役割分担が乗り越えにくい壁の1つとなりました。うまく役割分担するのは簡単ではないのです。

✓ 現医院では、成熟した治療システムが出来上がっている
✓ 親先生と若先生の役割分担が壁となる

自分の想定していた患者層が少なかった

私の場合、研修医時代から修業期間を通じて、インプラントや口腔外科の分野の研鑽を積んできました。

実家に戻るまでは、自分が磨いてきた歯科の技術を活用して患者さんを治療できればいいと考えていました。その分野は親先生がほとんど手掛けてこなかった分野ですから、そこで仕事を分担できればいいと。

しかし、都市部なら状況が違ったかもしれませんが、過疎化の進みつつある地方では、インプラントや口腔外科などの需要がそもそもあまりありませんでした。

しかも、それらの分野は、親先生が従来手掛けてこなかった治療分野でした。外科処置をしないので、それらが必要な患者さんがいたら、父は別の病院へ紹介していました。

長年そうしたやり方でやってきた結果、固定されてきた患者層から、新しい治療の要望が出ることも非常に少ないのです。

つまり、私の求める患者さんは、ほとんどいないということです。その点での役割分担は難しいことが、帰郷早々わかってきました。

歯科医師は技術職で、修業して技術をある程度上げてから、開業します。修業時代には、自分より上の先生から、知識や技術を学ばせていただく。そして、新規に開業する。これが最も自然な流れです。

開業までの修業時代に、自分の強みを作るために自分が学びたいことを選べるのが、新規開業のいいところです。

一方、医院継承の場合、若先生が新院長となるまでの期間を、自分の親の医院で勤務することになります。親先生の診療のやり方によっては、若先生の技量の熟練度が制限される場合があります。

私の得意分野である口腔外科とインプラントについて、父から教えてもらうことは多くありませんでした。

そして、30年培ってきた親先生の経験と、大学で新たに学んできた若先生の知識とのぶつかり合いも起こりがちなのです。

親先生自身、「若い世代が新しい知識を学んできているから、それを理解していかないといけない」と口にしてはいるものの、いざ、実際の診療になると、やはり、自分の経験優先になります。

とはいえ近年、歯科医療も進化しているので、新しい歯科医療を学んできた若い歯科医師にも若干のプライドがあります。親先生の発言によって、若先生のプライドが傷つけられるということもあるでしょう。

ここで、若先生が「親先生に学びたいから帰ってきたのではない」と、ある意味本音をもらすと、それが元で親先生と喧嘩になることも少なくないのです。

✔ 地元の患者層は想定と違っていた
✔ 経験と新しい知識の対立がトラブルの元にもなる

役割分担制の難しさを実感する

帰郷した当初、父と私は、2人の分担制で診療を行う予定でした。親先生と若先生とで、それぞれ、患者さんごとに担当を分けると。

そうして役割分担制を始めたものの、徐々に父が介入するようになってきました。私が治療していると、父が私の後ろに仁王立ちしているのです。

それだけでもプレッシャーですが、時には治療の途中で「それ、違うから」と代わられてしまうこともありました。

抜歯をするかしないか判断の必要な患者さんで、私自身は抜歯しない予定で治療計画を立てていたところ、気づいたときには抜歯が終わっていたということもありました。

このように親先生と若先生の役割分担は難しいものがあります。

もう一例を挙げるとすると、スプリント（マウスピース）を作る治療があります。マウスピースには、ハードタイプ、ソフトタイプがあります。

旧医院は、4台のユニットで治療を行っていましたが、私がその日、隅のユニットで、患者さんに「では、ソフトのほうでいきますね」に説明していると、3台向こうのユニットから、「それは、ハードでいく！」という父の大声が飛んできました。

私は「ハードでいくそうです……」と患者さんに伝え直すことになりました。

こうなると、「頼りになる親先生」と「頼りにならない若先生」という構図ができてしまいます。スタッフも頼りない若先生に不安を抱くようになります。

こうしたことが続くと、「自分でやりたいようにやる！」と若先生が再び出ていってしまうケースも少なくありません。

私の知人にも、実家を継承するために地元に帰った歯科医師がいますが、結局、親先生とうまくいかず、実家とは別に新規開業してしまったケースがあります。

こうして枝分かれしてしまっては、残念ながら、歯科医院が多すぎる問題の解消につながりません。

✔ 親先生が若先生の仕事ぶりに黙っていられないこともある

✔ せっかく戻ってきた若先生が実家を出てしまうケースが少なくない

必要なのは、どんな「自覚」か

では、こうした場合、どうしたらいいのでしょうか。

自分の経験に照らし合わせていえば、まず、若先生にとって一番重要なのは「父の医院へ新任の勤務医として入った」という自覚です。

そして、まずは、親先生の治療方針、診療システムを学ぶことが肝腎です。

継承が決まって、実家に帰ってきた若先生が、「自分は次期院長」感を前面に押し出して振る舞ってしまうことはありがちなことでしょう。

しかし、そういった「俺様気分」では、継承はうまくいきません。

あくまでも「新任の勤務医」として、親先生が長年培ってきた診療の方法や、さまざまな熟練した技術などをしっかり学ぶことです。

父は、訪問診療や外来の予防歯科といった診療ジャンルに早い段階から着手していました。このため、そちらの診療経験が非常に豊富でした。

ですから、私は、自分がほとんど知らなかったこの分野について、たくさん父から学ぶことができました。

入れ歯の技術や知識についても、多くのことを学びました。

では、自分の興味のある分野の中に、親先生からはどうしても学べないことがあった場合、どうしたらいいでしょうか。

私の場合でいえば、以前から、矯正歯科について関心がありました。

父はそちらはしていませんから、現在も、土曜日に自分の医院を閉めてから、八戸市の歯科医院にうかがって、勉強させてもらっています。

親先生から学べるものと、そうでないものは当然あります。親先生から学べるものは、日々の診療でどんどん勉強していき、そのほかの分野については、積極的に外に出て研鑽を積んでいく。それは十分に可能なことです。

そして、親先生から「学ぶ」という姿勢を見せることが、スタッフの信頼を得ることにもつながっていくのです。

- ✓ 親先生の医院に勤務医として入ったという自覚が必要
- ✓ 親先生から学べるものはどんどん学び、学べないジャンルは積極的に自ら求めて勉強する

若先生が親先生の医院でやってはいけないこと

戻ってきて早々の若先生が、親先生の医院で「決してしてはいけないこと」があります。ポイントを挙げておきましょう。

- **・スタッフがいる前で、親先生と口論する**
- **・親先生と議論になって、無理に自分の意見を押し通そうとする**

親先生と意見が合わず衝突することはあると思います。ただ万が一、若先生の

意見が正しかったとしても、親先生を論破してもいいことは何もありません。

まず、いったん若先生が引いておきましょう（実は、私自身も、スタッフが見ている真ん前で父と大声で口論したことが少なからずあり、あまり偉そうなことは言えませんが……）。

父は「この医院のルールは私だ、私がいいと言えばいいし、ダメと言えばダメなんだ」という昔ながらの態度でした。

先ほどの例のように介入することも多かった父ですが、今、振り返ってみると、それでもなんだかんだいって、私の意見も上手にくみ取ってくれたように思います。

いずれにせよ、新任の勤務医なのですから、新しい部署のやり方に慣れ、先輩医師の技量ややり方をしっかり学ぶことは当然の責務。

学んで、自分自身の技量をアップさせていくことが、ぎくしゃくしかかった医院のシステムを滑らかに動かす最善の近道となります。

親先生から技量を学びながら、スタッフとのコミュニケーション、信頼関係の構築も忘れずに行っていく必要があります。

こうして、親先生の医院に一勤務医として勤めながら、それと平行して進めておくといいことがあります。

それが、医院の経営面における、もろもろの確認です。次の章では、その点についてお話ししたいと思います。

✔ スタッフの前で、親先生との口論は厳禁！

✔ まず議論より、技術を学べ

第2章 継承の準備1

経営面の確認・経営強化のために何ができるか

実家の経営状態を知って

実家の経営状況については、帰ってくるまで、全くわかっていませんでした。帰郷後すぐ、私が勤務医時代の給与明細を見せたところ、父は多少申し訳なさそうに、「その額は出せないかもしれない」と話したことを覚えています。

実際、私はその後すぐ、自分の医院の経営の実情を知ることになります。小村歯科医院は、医療法人化されており、毎月1回、税理士さんとの打ち合わせが予定されていました。それが月監査です。

父は税理士との打ち合わせを好まず、月監査にほとんど関与していませんでした。税理士にとやかくいわれたくなかったのでしょう。父本人は、「通信簿を見せられるようで、嫌だ」といっていました。

このため、監査の結果は後で知らされるだけ。父としては「きちんと日々真面目に医療をして赤字だったら、それはそれでしょうがないだろう」というスタンスのようでした。

こうしたわけで、私が戻ってきてから毎月の月監査は、父の代わりに私が受け持つことになりました。

毎月データを渡されますから、数字はすぐにわかりました。うちの医院の経営状態がよろしくないこと、累積の赤字がまだ残っていることを知ることになりました。

正直、「これはまずいな」と思いました。すぐにでも対策を打たなくてはいけない状況に追い込まれたといっていいでしょう。

父は経営については無頓着でしたから、父から経営については教わったことがありません。仕方なく自分でいろいろ書籍を読み、勉強することになったのです。

医院継承というと、親の財産を引き継ぐだけで、なんとなく楽そうなイメージがあるかもしれません。しかし、多くの場合、そう簡単ではありません。

思いがけない問題（医院の赤字や、どこかからの借財など）が浮上したりして、若先生は対応を迫られることになります。

経営問題は、文字通り私が直面し、なんとか早急に解決策を講じなければならないテーマでした。

✓ 月1回の監査は通信簿

✓ 歯科医院の経営状況を確認することは必須事項

厳しい経営状況に直面

毎月の監査を確認するようになって、自分の医院の経営状況が掴めてきました。

経営的には決して良好な状況でないことは明らかで、その主な理由は、2つ考えられました。

① 医師1名体制の影響

② 新規の患者数が少ない

歯科医師が1人で患者さんを診ている医院の場合、その医師が何らかの事情で診療できなくなった場合、代理を立てる体制ができていなければ、休診せざるを得ません。

父の場合、自分の医院の診療の他に、歯科衛生士学校の講師として授業を行っていました。そちらで教えているときは当然ながら小村歯科医院は休診です。

それに、病気をすれば当然休まなくてはならなくなります。

父は私が帰郷する数年前に心筋梗塞を患い、入退院を繰り返していました。診察のペースはどうしてもゆっくりになりがちでした。それがまた、収益に影響することになりました。

また、長年にわたり地域で診療を続けてきた結果として、続けて通ってくださる患者さんは確実に一定数いましたが、その一方、新規の患者さん（以下、新患）は多くはありませんでした。

前章でも触れたように、医院継承のマイナス点として、長年診療を続けてきた医院の場合、患者層が固定化してしまうという点があります。こうした医院では、新患が増えにくい傾向があります。

当院の場合、親先生がホームページなどで新患を集めようという広報活動も行っていませんでした。新患が増えないまま時が流れ、年々、固定層である患者数が目減りしていくサイクルに入っていたといっていいでしょう。

歯科医院の経営状態が赤字の場合、その原因は、収入が少ないか、支出が多すぎるかのいずれかです。

収入が少なく、支出も多いパターンもあるかもしれませんが、うちの場合は税理士さんの指摘によれば、支出はそれほど多くはないとのこと。

ですから、赤字の原因は、ひとえに「収入が少ない」ということになります。

つまり、診ている患者さんの数が少ないのです。
このような状況をどのようにして立て直せばいいのか。しかも、過疎の町で。
これが、経営面で私がまず越えなくてはならない問題でした。

✔経営状況悪化の理由その①━医師1名体制による休診の増加
✔経営状況悪化の理由その②━新患が少ない

保険診療と自費診療のバランス

一般的にいって、経営状態を見直す際に、検討しておきたいものの1つが、保険診療と自費診療のバランスです。
歯科医院の運営のスタイルは、ざっくりと分けると、3つのスタイルが考えられます。

①保険診療中心のスタイル　：保険8～9割／自費1～2割
②保険と自費半々のスタイル：保険5割／自費5割
③自費診療中心のスタイル　：保険0～4割／自費5～10割

どんな運営スタイルを選ぶかは、地域の事情や立地条件、医師の治療方針などによって変わってきます。

大都市圏でしたら、自費診療を中心に据えて収益を高める方法もあるでしょう。しかし、地方では、②や③のスタイルはなかなか成立しにくいのも事実です。

私自身、自分が修業時代に研鑽を重ねてきたインプラントや口腔外科の分野で力を発揮したいと考えていました。しかし、お話しした通り、地元に戻って働き始めると、患者さんの求めるものが自分の想定とはかなり違っていることがわかってきました。

実際、親先生が1人で診療していた時代は、ほとんどが保険診療でした。私が戻ってきて、歯科医師2名体制になってからも、その状況にあまり変わりはありませんでした。

そもそも自費診療を求める患者さんの数が圧倒的に少ないのです。

現在、小村歯科医院では、自費診療は全収益のうちで約1割程度。この比率は、私が実家に戻ってから、毎年ほぼ変わっていません。

つまり、自費診療を伸ばして収益をアップさせるという大都市圏の収益モデルには期待できないのです。それは早いうちから判明していました。

✓ 経営を見直す基本の1つが、保険診療と自費診療とのバランス
✓ 地域によっては、自費診療に重きを置くスタイルは難しい

自費診療について考える

自費診療について、私はもともと、それに頼り過ぎることに疑問を抱いてきました。

自費診療というのは、いわば森で木を切るような感覚だと私は考えています。

しかも、その森では一度木を切ってしまったところからは、二度と木が生えてきません。木が必要なら、他の場所に移動して、切らなければならないのです。

これは、一度インプラント治療を施したところに、二度目のインプラントはできないということです。同じ患者さんなら、別の場所のインプラントをすすめることになるでしょう。

もしくは、インプラントのできる別の患者さんを探すしか、収益を上げる方法はありません。

収益を上げるには、これをひたすら延々と繰り返していくことになります。

自費診療では、あるとき突然、患者さんがパタリと増えなくなることもあります。しかも将来は、人口減少が進んでいくのですから、木を切ることができる森自体がなくなってくる可能性があります。

自費診療については、こうしたリスクがあるということを、やはり考えに入れておいたほうがいいと思います。

もしも自費診療がゼロになった場合、医院の経営が赤字になってしまうようなら、それは、医院の経営方針に問題があるといっていいのかもしれません。

小村歯科医院の場合、地域的な事情から、自費診療に頼るという経営はそもそも成り立ちませんでした。

そうなると、保険診療である一定の患者数を着実に確保しなければならない。それが医院の経営上も必要とされていました。

- ✓ 自費診療に頼り過ぎる経営には疑問あり
- ✓ 自費診療にはそれなりのリスクがある

経営状態を立て直すとき、ポイントになるもの

経営状態を見直す際には、ポイントとなる3つの要素があります。

①患者数
②患者の回転数
③患者単価

もちろん、この3点には密接な関連があります。

たとえば、自費診療中心の経営であれば、患者単価が高くなるので、患者数や患者の回転数が少なくとも、経営は成り立ちやすくなります。

しかし、保険診療が中心となる歯科医院は、それでは経営的に難しくなることが明らかでした。

できれば患者数も増やし、回転数もアップさせたいのです。かつ、患者単価も高いほうがいいことはいうまでもありません。

ただ、単に患者単価を高く設定すればいいというものでもありません。

それぞれの数字をアップするためには、どうしたらいいのか。

私がどのように考え、どんなことを試みていったか、お話ししていきたいと思います。

シンプルに考えれば、患者数がある程度増えていけば、保険診療でも経営は成り立っていきます。

経営的に患者数を増やす必要がありましたが、先に触れた通り、私が戻った時点で、患者数は頭打ちの状態で、新患の数も多くありませんでした。

定期的に通院する患者数も次第に減ってきている状況でしたから、新患が増えないことには、この厳しい状況は変えようがありません。

では、新患を増やすには、どうしたらいいのか。

そのためには、小村歯科医院の、もしくは、小村圭介という歯科医師の「ブランディング」をしていく必要があると考えました。

ブランディングとは、自分や自分の医院というブランドを高めるためのさまざまな活動ということになるでしょうか。

言い換えれば、いろいろな活動によって、「この先生なら自分の歯を任せてもいい」と患者さんに思ってもらえる、そういう信用を高めていくことといってもいいでしょう。

信用力を貯蓄していくことが、将来の新患につながっていくと考えたのです。

✓ 経営を立て直すための3つの要素：①患者数②患者の回転数③患者単価
✓ 立て直しには、医院、もしくは、歯科医師自身のブランディングが必要

集患とSNS

それでは、集患のために何をするべきでしょうか？

1つは、インターネットを活用して医院の特徴や独自性をアピールし、患者さんを集める方法が考えられます。近年、主流ともいうべき「ネットで評判の歯医者さん」を目指す方法です。

周囲の歯科医院でも、ネット発信に力を入れている医院も確かにありました。

小村歯科医院も当然、ホームページをもっていますが、残念なことにネットの評判はあまりよろしくないようです（点数では、2023年11月時点で、2・7点）。

その原因は、ＳＮＳに対して、いわゆる戦略的な対応をとっていないところにあるのかもしれません。

ただ私は、小村歯科医院のある五戸町の環境を考えると、ＳＮＳによる集患にはあまり期待できないと考えていました。

また、院内の環境を考えると、ＳＮＳに力を入れるのは難しい状況でもありました。

医院継承で難しいのは、若先生が何か新しいことを無理にやろうとすると、それまでの医院の慣例やシステムを乱してしまう恐れがある点です。

ＳＮＳに力を入れている医院では、院長だけでなく、スタッフなどの力を借りて、いかにそのクリニックがいい医院であるかのアピール戦を続けていくことになります。

ホームページの充実はもちろんのこと、検索されやすいよう工夫したり、ＴｉｋＴｏｋやインスタグラムを駆使して親しみを覚えてもらったりとやることは山程あるでしょう。

今となっては各種ＳＮＳで医院の情報を発信することは一般的になりつつあるかもしれませんが、帰郷当時は院内にそのツールはありませんでしたし、する必要もないと思っていました。

親先生がこれまでスタッフにオーダーしてきたことの延長上にある仕事であれば、スタッフにも受け入れられやすいでしょう。

しかし、若先生が新たにネット発信を進めようとしてスタッフに協力を求めると、今まで親先生がやってこなかったタスクをスタッフに押し付けることになり、結局はスタッフの反発を招く事態も十分に考えられました。

では、ＳＮＳに頼らないとすれば、何をすればいいでしょうか。

✓ ＳＮＳに力を注がなかった理由その①──地域的な事情
✓ ＳＮＳに力を注がなかった理由その②──スタッフの負担となるため

自分という人間を直に知ってもらう

ＳＮＳの代わりに、私が力を入れたのは、地道な口コミでした。

小村歯科医院には、父と私、２人の歯科医師が籍を置いていますが、私が働き始めた当初、やってくるのは父に歯を治してもらいにくる患者さんだけでした。当然といえば当然で、そもそも私自身のことは町では全く知られていませんでした。

診療を続けていけば、昔から通い続けている患者さんの間には、「小村先生の息子さんが帰ってきた」というニュースが次第に広まっていくでしょう。

しかし、そのような悠長な広まり方では、患者数や新患を増やすことにはつながらないことは明らかでした。

ですから、町の人たちにもっと積極的に自分を知ってもらう必要があると、私は考えるようになりました。

そして、自分を直接知ってもらうために、動き始めました。これが「ブランディング」の第一歩となったのです（この具体的な活動については、次章で詳しくお話しします）。

ちなみに、当院では予約外の患者さんも受け入れています。

これは、父の代から変わらぬやり方です。町医者なのですから「困っている町の急患は受け入れるべき」という考えです。

その基本方針は、現在も変わっていません。

今では予約が朝からギッシリ埋まっているため、予約外の患者さんはかなり待たなければなりません。ただ、それでも2時間くらい待ってくださるので、急患受け入れをやめるわけにもいかないのです。

予約外の患者さんは、駆け込みで初めてその医院を訪れる患者さん（つまり、新患）であるケースも少なくありません。

ですから、予約外の患者さんを受け入れるというのは、新患を増やすという方法の1つとして考えることもできます。

- ✔ 患者数を増やすため、SNSよりも地道な口コミを選択
- ✔ 自分という人間を町の人たちに知ってもらうことが優先事項
- ✔ 予約外の患者も受け入れる

患者の回転数を上げるためにすべきこと

患者さんが誰も座っていないユニットは、当然ながら生産性はゼロです。患者さんが座っていないユニットが目立つということは、患者さんの回転率が悪いということです。

待合室に患者さんがいながら、空席のユニットがあるということは、治療と、

歯科衛生士のサポート作業が淀みなく流れていないということの証でもあります。

私が勤め始めた当初は、ドクター2名体制になったとはいっても、私自身の歯科医師としての技量や認知度が足りなかったので、親先生の1名体制と変わりませんでした。

そういう状況でしたから、当初は回転率という面から見てもよくありませんでした。

強いていえば、虫歯の治療が2台のユニットで同時進行で行えるようになったり、私が口腔外科の研鑽を積んできたので、私が親知らずの抜歯などを行うようになったりした程度。

とはいえ、戻ってきて2年も経つと、親先生が作ったシステムにも慣れ、少しずつ回転率が上昇してきました。

ドクター1名時代は、院長が休まなければならない場合、休診にしていましたが、2名体制になってからは、休診にすることはなくなりました。

その結果、患者さんを可能な限り受け入れられるので、自然と回転率も上がっていきました。

そこで、次の課題が出てきました。

患者数が増えてきたとき、さらに回転率を上げるにはどうしたらいいか。

患者さんが増えると、作業量が相対的に増えていきます。医師だけでなく、歯科衛生士や歯科助手の仕事も加速度的に増えます。

コロナの影響で、感染対策として器具を滅菌するという作業が増えた関係から、そちらの業務に人の手を取られてしまうことが少なくありませんでした。

理想的には、患者さんが来たら、すぐに空いているユニットに案内できればいいのですが、現実的には簡単ではありません。

歯科医衛生士も歯科助手も、自分の仕事をしっかりこなしていても、それでも手が足りない。予約の患者さんがすでに来ているのに、しかも、ユニットが空いているのに、手が間に合わず、ユニットに予定の患者さんを案内できない。

こうしたことが起こってきました。

そうなると、当然、回転率が落ちますから、営業的にもマイナスになります。忙しくて手が足りず、どうしようもなければ働くスタッフを増やせばいいわけですが簡単にスタッフを増やすことはできません。

そんなとき、治療や業務をスムーズに進め、空いているユニットを極力減らし、回転率を上げるために、どうしたらいいか。

仕事の円滑化を図る方法として、私の頭に思い浮かんだ方法の1つが、「マルチタスク」でした。

この場合のマルチタスクとは、総合リゾート運営会社として知られる星野リゾートで実践されていることで有名になった仕事の形態です。

星野リゾートでは、フロントに入っている人間がフロントで接客をするだけではなく、フロント以外の、客室やレストランなどのあらゆる業務をこなし、多様な働き方をしています。そうすることで、職掌を完全に分業したときよりも、業務が円滑に進み、さらに人件費を大きく節約できるともいわれています。

　そこで、私自身がマルチタスクをこなせば、回転率を上げることができるだろうと考えました。

　つまり、通常なら、歯科衛生士の補助を受けて行う治療や作業を、歯科医１人だけでどんどんこなしてしまうのです。

　要は「自分でやれることは全部やってしまおう」ということです。

　歯科衛生士や歯科助手が虫歯の治療を行うことは、法律的に禁じられています。しかし、歯科医師が歯科衛生士の業務をこなすことは禁じられていません。ただ、歯科医師がこれを行うと、歯科衛生士の業務に立ち入ることになりますから、スタッフのプライドを損なうリスクがありますし、一般的には禁じ手です。

　しかし、それが現実的にスタッフの助けとなって、スタッフから許容されるようなら、回転率が大きく上がることになります。

- ✓ 若先生が2年目に入ると、歯科医師2名体制が機能し始めた
- ✓ 回転率を上げる秘策の1つは、マルチタスク

「若先生が余る」という問題

実は、私がこうした選択を行ったことには、もう1つの事情がありました。

それが「若先生が余る」問題です。

親の医院を引き継ぐために帰郷した若先生には、医院に加わっても患者さんがたくさん回ってきません。

当たり前ですが、来院するのは親先生が診てきた患者さんばかり。

そのため若先生が親の医院に勤め始めた当初は特に、仕事があまりなく、若先生が余ってしまうという現象がどうしても起きてしまうのです。

戻ってきた自分の医院が歯科医師1名体制であった場合、この現象は起こりやすくなります。医師が2人になったからといって患者さんが急に増えるわけでもないので、若先生の手がどうしても余ってしまう……。

私自身がそういう立場に身を置くことになりました。

こうした状況に置かれて、余っている若先生がマルチタスクを行えば、患者さんの回転数を上げることができると考えたのです。

スケーリング（歯垢や歯石を除去すること）、P検査（歯周病の検査）のチャートを書く、スタッフが石膏継ぎに行っている間に、左手にバキュームを持ってCRを行うユニットのリセット、器具の滅菌など。

忙しくなってきても結局余るのは自分だけなので、「セルフで行うよ」とよくスタッフにいっていました。

実際、私がこのマルチタスクを実践したところ、回転率が大きくアップしました。その結果、多くの患者さんを診られるようになったのです。

マルチタスクは、患者さんが増加してきたことに対応でき、かつ、高い回転率で患者さんを治療ができるので、収益性の改善につながります。

ただし、この方法は劇薬です。

最初は、スタッフの業務をスムーズ化するために、よかれと思って始めたことでした。もちろん最初のうちは、スタッフも大変喜んでくれました。

しかし、数カ月も経つと、私がマルチタスクをこなすことが常態化してしまいます。そうなると、若先生がこれまでスタッフの代わりにやってきたタスクをこなせなかったとき、スタッフがそのマルチタスク分を請け負うことになり、スタッフから見ると、自分の負担が増えたような印象になってしまうのです。

本来、スタッフがやるべき仕事だったとはいえ、それを若先生がこなすことがルーティンとなってしまった後では、そうやって回されてきた仕事はスタッフにとって「負担」と感じられてしまうのです。

✓ マルチタスクは、若先生が余る問題の解決策の1つでもある
✓ マルチタスクは諸刃の剣

診療のペース配分

こうした事情から、マルチタスクは「諸刃の剣」で、かえってスタッフの負担となるケースもないわけではありません。

ですから、私はマルチタスクを若先生である皆さんに積極的にはすすめません。しかし、やらざるを得ないこともあると思います。考えてみると、いい機会ではあるのです。

勤務医なら、基本的には歯科医師の業務しかしません。このため、スタッフが何をしているか、はっきりと理解できていないことも多いのです。

若先生がスタッフの行っていることを代わりに行うようになると、たとえば、歯科助手が物品を切らさないようにどれだけ苦労しているかがわかってきます。

うちの医院のように、長く続いている歯科医院ですと、長く勤めているスタッフが産休や育休で休むこともありますし、「子どもが熱で休みます」といったイレギュラーな欠勤もあります。

人手が足りないとき、若先生がスタッフの代わりとなり働くことができると、医療が滞らずに済みます。

余っている若先生がマルチタスクをこなすべきかどうかは、その医院の置かれている状況によって答えが違ってくるでしょう。

しかし、親先生の出来上がった医院システムに入る以上、「自分にできることはなんでもやる」という気持ちでいる必要があるのではないでしょうか。

マルチタスクも、私にとっては、なんでもやってやろうと思って敢えて試みたことの1つでした。

もう1点、回転率を上げるコツについて触れておきましょう。

治療を着実に手早く行うことも大事ですが、もっと重要なのが「ペース配分」です。

歯科医師は、1人1人の患者さんの診療において「今日はここまで行う」という治療の目安を立てています。しかし、これが時として守れないことがあります。その日の診療中、ある程度治療がスムーズに進んで、「もう少し治療を進めてしまいたい。できるんじゃないかな」と欲が出ることがあるのです。

実際に欲を出して、患者さんの治療を少し進めてみると、思ったより時間がかかってしまい、その患者さん分として予定していた治療時間を超過してしまうことがあります。

すると、次の患者さんの診療にもズレが生じ、それが溜まっていくと、回転率はガクンと落ちることになります。

むしろ、予定通りのペース配分を守ることが、結果として、回転率を上げることにつながっていくのです。

✔ マルチタスクのもう1つの利点は、スタッフの仕事内容を理解できること
✔ 回転率を上げるにはペース配分も重要

患者単価をどう考えるか

患者数が上がり、かつ、回転数もアップしてくると、ユニット4台が有効に機能し始めるようになり、自ずと歯科医師業務が増えます。

つまり、若先生の診療機会が増えて、ようやく2人目の歯科医師である若先生がいる価値が発揮されることになります。

2人の歯科医師が2台のユニットを使い同時進行で診療を行っていると、こち

らのユニットで虫歯の治療ができて、もう片方のユニットでは神経を抜く治療をするというように、いわば倍速で治療が進みます。

このため、治療期間のタイムラグがなくなり、早く治療が進み、その結果として、1カ月あたりの患者単価がアップすることになります。

加えて、患者単価をアップさせるうえでは、自費診療についても触れておかなければなりません。

たとえば、虫歯になると歯を削って治療することになります。削った後の歯をどのように保つかですが、保険診療で使われる材料には制限があります。

昔は、銀歯がよく使われていました。しかし、銀歯は審美的な問題から避けられるケースがあります。

最近では、天然の歯に近い色や硬さの白い歯を求められることが多くなってきました。こうしたケースで、保険診療では使えない歯科材料などで治療を行うのが自費診療になります。

自費診療を行うことは、患者単価のアップにつながることはいうまでもありません。

しかし、私は、むやみに自費診療を推奨する方針はとりませんでした。

むしろ、私自身が大事にしたいと考えてきたのは、日々の診療を「早く、丁寧に」行う努力でした。

この努力を続けることで、患者さんとの関係に信頼関係が育まれてきます。

ブリッジや、クラウン（被せ物、差し歯）、デンチャー（義歯）などについても、保険診療の範囲内で治療を的確に行い、そうやって患者さんとの信頼関係をしっかり築くことがまず大切なのではないでしょうか。

信頼関係ができていれば、自費診療の依頼が自然に生まれてくると考えています。

もちろん、治療を行う歯科医師の側も、保険診療を続けながら、より難易度の高い治療を行える知識・スキルを身につける努力を惜しまず続けていく必要があります。

- ✓ 何より重要なのは、日々の診療を「早く、丁寧に」行う努力
- ✓ 患者さんの信頼があってこそ、自費診療の依頼が可能になる

施設認定を取得することも必要

ここで、「か強診」と「歯援診」という2つの施設基準についても触れておきましょう。

「か強診」とは、「かかりつけ歯科医機能強化型歯科診療所」の略称です。従来の削って詰める治療優先型の歯科医療を改め、虫歯にさせない、歯を失わないための継続的な検査やメインテナンスが組織的に行える歯科医院を指します。

２０１６年の診療報酬改定で新設された制度で、厳しい施設基準や研修などをクリアした歯科医院だけが厚生労働省に認定される仕組みになっています。

現在、認定を受けている医院は全国の歯科医院の中で約２割。認定を受けるのは簡単ではありません。

当院の場合、父がその資格をまず取得しました。そして、父の医院で勤務医として働きながら、私自身もこれらの資格の認定を受ける基準を満たすことができました。

このため、自分が院長になって新築移転した際にも、問題なく認定を受けることができたのです。

また、「歯援診」とは、「在宅療養支援歯科診療所」の略称。

在宅、又は、社会福祉施設等における療養を歯科医療面から支援する歯科診療所を指します。

父は地域の中で訪問診療にいち早く取り組んでいたため、この歯援診の取得もしていました。一般的に新規開業の歯科医院でこの「か強診」「歯援診」の施設認定を受けることは長い年月がかかってしまいますが、親子継承で歯科医師2名体制をとっていることで、こうした施設基準や研修を受けるうえでも大変助かりました。

継承を考えている方は、継承時に、歯科医師2名体制のときに、うまくやりくりして施設基準をクリアし、施設の認定を受けておくことをおすすめします。

✔「か強診」と「歯援診」は共に認定を受けておきたい施設基準

✔継承時にうまくやりくりして、認定を受けることを目指すこと

経営状態は右肩上がりに回復

私が実家へ戻って以来、当院の経営は、右肩上がりに改善されていきました。その回復に貢献したのは、減りつつあった来院患者数が回復し、年々増えていったことが大きいと考えられます。

新患も、当初は、月に10人程度だったものが、現在では、毎月40〜50人を数えるようになっています。

地域によって事情が違いますから、収益がいくらあればいいとかそうしたことは一概にはいえません。ただ、医院をフルリニューアルしたり、当院のように新築移転したりするとなると、設備投資にかなりの金額が必要となります。

そうした投資を検討できるようになる目安として、1億円という数字があるのかな？　とも思います。

いずれにしても、自費診療は今まで課税対象額（1000万円）に届いていていません。

当院の場合、保険診療の患者さんが着実に来てくださる仕組みができた結果としての、収益の増大ということになります。

当院の方針としては、あくまで「保険診療を中心とした町医者」であるということはこれからも変わらないでしょう。

では、当院でこのような大きな変化が起こった背景には、何があったのでしょうか。

それについては、3章でお話ししましょう。

✔ 業績は右肩上がりに改善されていった
✔ 経営安定の理由は、保険診療の着実な増加

第 3 章 継承の準備2

歯科医の使命とは何かを考える

「浦島太郎状態」の打開方法

地元に戻ってきたら、誰も自分を知らない……。

私が体験したこの状況は、地方出身の歯科医師の二代目がしばしば遭遇するパターンではないかと思います。

大学を卒業し、歯科医師となり、研修期間や修業時代を経て郷里に戻る。大抵は地元を離れて15年～18年くらい経過しています。

それくらい時間が経っていれば、当たり前ですが、地元の人は若先生が戻ってきたことを全く知りません。知っているのは、身内以外では、ごく近隣の人たちや親先生の医院に通っている患者さんだけ。

文字通りの「浦島太郎状態」です。私は町の人たちを知らないし、町の人たちも私を知らない。

この状況を変えることができなければ、前章で触れた通り、親の医院で「余っている若先生」で居続けるしかないのです。

町の人たちに「若先生が戻ってきたよ」ということを知ってもらうには、ただ漫然と待っているだけではダメであることは明らかでした。

私が帰ってきた当時、小村歯科医院に新患で訪れる患者さんは月に10人程度。つまり、月に10人ずつしか新しい人に自分を知ってもらうことができないわけです。私は「月10人ずつではペースが遅すぎる」と感じました。

戻って半年、親の医院で診療を続けていましたが、最初の半年を過ぎた頃から危機感に近い気持ちが高まってきました。

歯科医院というのは、医院の扉を開けていれば、自ずと患者さんが入ってきてくれるところではありません。

ウィンドーショッピングをしていたら、つい店内に引き込まれてしまうような小売店とは違うわけです。誰もがふらっと立ち寄る場所ではありません。

患者さんは、多くの場合、歯が痛くなるなどして意を決してやってきます。

歯科医院で口を開けるのが怖いという方も多いでしょうし、口の中を見せるのは、恥ずかしいと思う方もいらっしゃいます。

つまり、「誰になら口の中を見せられるか」ということが重要なのでは、と私は考えました。

私の行っている歯科医療、特に虫歯などの保険診療の大半は、歯科医師ならだれでも行える仕事です。それを他ではなく、私を選んでもらうためには、どうしたらいいのか。

患者さんが頼りにしてやってきてくれるのは、その先生に対する信頼があるから、というのが一番の理由になるでしょう。

だとしたら、その信頼、いわば「信用力」を高めないといけない。

そうした考えにいきついた結果、「小村圭介という歯科医師のブランディングをしなくてはいけない」と思うようになりました。

自分を知ってもらい、自分に対する信用を高めることが目標です。

ます。そのためには、まず大前提として、なんとかして自分を町の人たちに知ってもらう必要があります。そのために何ができるか。

たとえば、SNSに力を入れて広報活動を行い、アピールする方法もあったかもしれません。実際、都市部では、多くの歯科医院がSNSでの評価を高めることを目指して、さまざまな工夫をこらしています。

しかし、お話しした通り、私はそうした方法はとりませんでした。

医院にやってくる患者さんたちと接し、また、町の様子を見ていた結果、「ネットよりも口コミを大事にしよう」というのが私の判断でした。

✔ 地元に帰ってきた二代目は、みんな、浦島太郎状態

✔ インターネットの評価より知り合いを増やすという地道な方法を選択

SNSでの評価

ＳＮＳでの小村歯科医院の評価は、残念ながら高くはありません。点数は２・7点ですから、かなり低いといってもいいのでしょう。

低いことは知っていましたが、五戸町に戻ってきた当初も、現在も、ネット上の評価については、あまり気にしないようにしてきました。

なお、スタッフの求人などについて、「ネット上の評価が低いと不利になる」という話は耳に入っていました。

確かに、歯科医院の仕事を探そうとしている若い人たちは、必ずＳＮＳをチェックするでしょう。そして、評価点数の低い医院で働きたくないと考えそうです。その気持ちは私にもよく理解できます。

今後、ＳＮＳにもう少し注力する可能性がないとはいえませんが、少なくとも帰郷したばかりで、自分を知る人が少なかったこの時期、たとえネット上の評価が低めでも、もっと他にやるべきことがあるはずだと考えていました。

もしも、私が見知らぬ町で新規開業していたり、あるいは、私が郷里の医院を継ぐにしても、五戸町に居住せず、近隣の八戸市から実家に通勤するような生活スタイルをとっていたのなら、ひょっとすると、私もSNSに力を入れていたかもしれません。

見知らぬ土地での新規開業であったなら、医院にやってくるのは、自分に縁もゆかりもない人達です。

その人たちに自分と医院を知ってもらうには、SNSを利用することが一番手っ取り早く、かつ、有効な手段になるでしょう。

しかし、私の場合、郷里の五戸町に居住し、主に五戸町に住む人たちの歯を診るのです。やってくるのは皆、縁もゆかりもある人たちです。

初対面であっても、自分の知り合いの知り合いであるとか、たとえ、互いの知り合いがいなくても、同じ町に住んでいるわけですから、「ああ、あそこのお隣に＊＊がありますね」など、すぐにつながっていくことができるのです。

それに、虫歯を治すのであれば、他の歯科医院でもいいところ、私の医院を選んでくれた。すなわち、私たちを信頼して来院してくれるのです。

そういうつながりで患者さんがやってくるということを実感するようになって以来、ＳＮＳによる広報活動よりも、まず、自分という人間を、町の皆さんに直接知ってもらうことが大事と感じるようになったのです。

こうして、私は動き始めました。

- ✔ インターネットの評価は低めだが、重要視はせず
- ✔ その理由は、地元の町に居住し、縁もゆかりもある方たちを診療しているという実感があったから

そうだ、町に出よう！

どうやって自分のことを認知してもらえばいいか探っていたところ、五戸町の役場が主催して、町の活性化を目指すイベントが開かれていることを知りました。

そこで、私は早速、積極的に町のイベントに参加するようになったのです。

たとえば、五戸町の新年会。

こちらの参加者は60代～80代が大半。いわゆる町の名士といった方たちが多いのです。

初めて出席した新年会でしたが、先方は、当然ながら私を全く知りません。しかも、年齢差がかなりありますから、最初は「なんだか若いのがいるなあ……」という感じの対応でした。

お酌をして、「歯医者の息子です」と自己紹介すると、それがきっかけとなって、話が流れ始めます。

中には「お宅の歯科医院に通っているよ」という方もいらっしゃいました。

私は部活で鍛えられてきましたから、こういう場にはわりと慣れています。

ちなみに新年会には、私と妻の2人で出席しました。家族で知ってもらいたかったので、妻にもついてきてもらったのです。

実は、妻は体質的にお酒をほとんど飲めません。それに結構、恥ずかしがりやのほうです。加えて、五戸の出身ではありませんから、町のこともよく知りません。それでも私のチャレンジを応援するため同行してくれていました。そんな妻には、本当に感謝しています。

私自身も、お酒が強いほうではないのですが、同年代の人たちの飲み会にも顔を出し、帰宅が夜中になることもたびたびありました。翌日は完全な二日酔い。それで妻に叱られたこともありました。

「今のところオヤジの息子として、皆さんに知っていただくしかないとしても、いつか『小村圭介です』というだけで認知してもらえるようになるまで頑張ろう」

と思いながら、お酌をして回っていました。

SNSで広く自分を知ってもらう方法に比べ、私のアプローチはお酌をして、直接話して自分を知ってもらうという、かなりアナログな泥臭い方法です。

しかし、人とつながっていくという点において、そうしたアナログな方法は、これからも決して廃れていくものではないのではないでしょうか。

現に私自身、そうやって多くの方々とつながっていくことの強さ、確かさを実感することができました。

また、町役場が主催しているイベントで、五戸町に移住してきて間もない方や、長く住んでいるが実は五戸町のことをよく知らないという方たちに、五戸の暮らしに役立つ情報の紹介や、ミニイベント・ワークショップなどを開く「五戸みらい会議」というものもありました。

こうした会やイベントに参加すると大抵、大歓迎されました。過疎化によって、若手がどんどん町から出ていってしまっている現実がありましたから、家業を引き継ぐために戻ってきたというと、大変喜ばれたのです。

このみらい会議で、町の健康増進課の方と知り合いになり、同じような町のイベントで、歯についての短い講話をさせてもらうことになりました。

そして、この講話が五戸町の皆さんに知っていただく1つのきっかけとなりました。

- ✔ 自分を知ってもらう試みとして、町の新年会に妻と一緒に参加
- ✔ 町おこしのイベント参加が1つの契機となる

自分の強みを生かす

私の場合、学会での発表や、歯科医師の皆さんの前などで話すことが、以前か

ら、しばしばありました。

プレゼンテーションの勉強もしていて、いかに効果的に自分の話を聞いてもらうか、その訓練もしてきました。

書いてきた原稿を手にして演壇の上から読み上げるだけでは人は話を聞いてはくれません。

演壇に立ったら、レーザーポインタなどでスライドを操りながら、かつ、手持ち原稿なしで、聴衆の皆さんに話しかける必要があります。

大事なのは、話し手と聞き手の頭の中をシンクロさせることなのですが、これが、なかなかできそうでできません。

私の強みは、プレゼンの訓練をしてきたことで、聴衆に伝わる話し方が比較的できるところでした。

イベントで最初の講話をさせていただいたのが、2019年の年末。

それがとても好評で、企画した健康増進課の方からも、「お話し上手ですね」

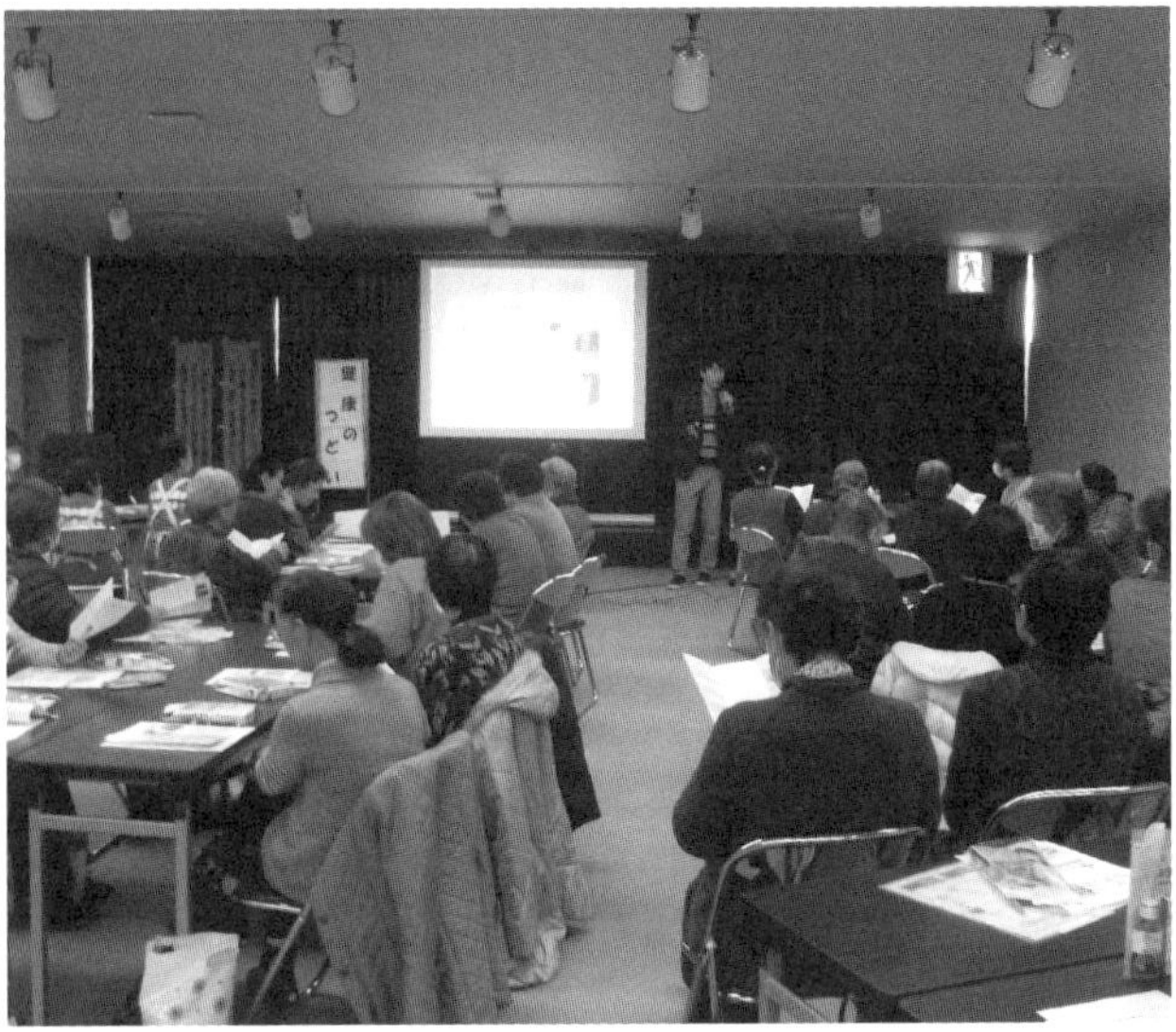

といわれました。
この短い講話は町のイベントの中の1コーナーだったのですが、年が明けた冬から、町のいろいろな場所で単独で講演をさせてもらうようになったのです。
その後は、ロータリークラブなどで話をする機会も生まれました。
この時期、新型コロナの感染拡大が起こりましたが、「町民の健康を守るために何かできることはないか」という相談を受けて、「ケーブルテレビで、健康に関する講話を放送したら、どうか？」という提案もさせていただきました。

そもそも歯科医師がこのような形で町の人たちに講演をするということは、あまりないことです。

歯科医師会の主催でもなければ、これは明らかに業務外の活動ですし、ほぼすべての講演が無報酬。

講演するには、当然、スライド資料などの準備もする必要があります。それらの準備にかける時間も、自分の時間を削って行うことになります。

それでも、ネット戦略にお金を注ぎ込み、患者さんが来てくれるようなホームページを作って宣伝するより、町のために働き、その交流を通して自分の認知度を上げるほうがいい。

振り返ってみると、町のイベントに参加し始めた初期の頃から私にはそういう認識があったように思います。

実際、こうした講演活動がきっかけとなって健康増進課の方たちとも懇意になり、また、定期的に話をすることで、知り合いの輪が広がっていきました。

結果として、当初の目的であった多くの人たちに自分を知ってもらうことになったのです。

後で触れますが、イベントで知り合った町の健康増進課とのつながりは、歯科医師としての仕事にも好影響をもたらすことになりました。

✔ 自分の強みを生かした講演活動
✔ 業務外の活動が巡り巡って仕事にも好影響をもたらす

仕事に対する意識の変化

町のイベントやロータリークラブなどの講演で、私がどんなテーマについてお話ししてきたかについても触れておきましょう。

ただその前に、自分の中に生まれた意識の変化について触れておかなければなりません。

地元で仕事を続けるうちに、私の中で、仕事に対する意識の変化が起こってきていました。

帰郷する前は、口腔外科などの技術を磨いて、難しい症例をどんどん治したいと考えていました。

歯科医療というのは技術職です。技術は知識に裏打ちされたもので、知識と技術が共にあってこそ成り立つ仕事です。

そして、歯科医師はそれに基づいて患者さんを治療し、社会へと貢献することができます。

いい仕事をするためには鍛錬が常に必要です。鍛錬を積むことで、技術が上がり、知識も経験も増えていく。

それは医療人としての本分であり、それを追究していくことは決して疎かにできません。

私はこうした信念を持って仕事をしてきました。

勤務医のときは、自分の興味や関心のある分野を深く追究していくことがある程度できました。口腔外科という分野やインプラント治療が、歯科医療の中でも興味を持った分野で、勤務医の時代は、そこにかなりの時間を割いて研鑽を積んできた自覚がありました。

理想としては、口腔外科の分野やインプラント治療など、自分が研鑽を積んだ分野でバリバリやりたいという気持ちがあったのも事実でした。

しかし、実家に帰り、町医者として働き始めると、自分のやりたいことと社会から求められることは必ずしも一致するものではない、それがわかってきました。

理想と現実は別物で、来院する患者さんたちは、ほとんど五戸町に住んでいる方たちです。

インプラント治療をして感謝されることはありますが、インプラントという新しい治療をしてみたいから、それを試したいという方は、まずいらっしゃらない。それは、五戸という町で、自費診療のインプラント専門の歯科医院を作ったところで、社会に貢献できないということです。

社会から、つまり、自分の歯科医院のある地域から求められる歯科医師像というものがあります。

五戸町の場合、自分の医院に来てくれるのは町の方がほとんどですから、自分が歯科医療を行っていくうえで、治療の技術やレベルを上げることや難しい症例にチャレンジするといったことよりも、もっと大事なことがあると考えるようになりました。

そして何より、「一番大事なのは、来てくださっている患者さんの歯を残すことではないか」、そう考えるようになったのです。

それが歯科医療を通じて自分が社会に一番貢献できる方法なのだと。

言い換えるなら、歯科医の使命というものについて改めて突き詰めて考えるようになったといってもいいでしょう。

✔ 地元で診療を続けるうちに、歯科医師としての意識の変化が生まれた

✔ 町の人たちの歯の健康を守ることは、歯科医の重要な仕事。それを通じて、自分が町に貢献することができる

歯科医師の仕事とは何か

虫歯を削り、入れ歯を作ることだけが歯科医師の仕事ではありません。

虫歯や歯周病にならないように、自分の住む町の人たちの歯を守ることも歯科医師にとっては大切な仕事です。

五戸町に住む方たちの歯を残すために自分に何ができるか、それが新たな自分のテーマとなりました。

五戸町の皆さんの前に立ち、歯についての話をさせていただくことになったとき、私の話すことは自然と決まってきました。

歯科医師の使命とは、好きなものを好きなだけ美味しく食べられる日常を、できるだけ多くの皆さんに提供すること。

それには歯が健やかでなくてはなりません。

歯の健康を守るには、虫歯や歯周病になってしまうその前に、ならないように予防することが大事になります。

では、予防のうえでは、どんなことに気をつけたらいいか。

それが、私の講演のメインテーマとなったのです。

近年では、虫歯の定期健診の重要性が強調されるようになっています。

定期健診によって、虫歯を早いうちに見つけ、治療できれば、それは、健康な歯を長期間守ることに直結するからです。

予防歯科（虫歯になる前の予防を大事にすること、および、予防のための実践的方法）の考え方も、世間一般にも広く浸透しつつあります。

父は、歯のメンテナンスという観点については早くから認識し、重要視していました。そんな父を見ていたからこそ、私にも同じ発想が生まれてきたといってもいいのかもしれません。

それに、そもそも田舎では、いくらインターネット社会になったとしても、歯科に対する情報が圧倒的に少ないのです。

日頃からそのことは実感していましたから、歯科医師や歯科医療従事者が患者さんに生の声で伝えていくことが大事だと考えるようになりました。

町の方たちに虫歯にならないように、歯周病にならないようにと語りかけた結果、虫歯や歯周病が減ってしまったら、歯科医師自身が困るのではないかという方がいらっしゃるかもしれません。

しかし、そうやって歯の予防の大切さを訴えていくと、歯科医師の自分に対する信頼度がアップします。虫歯にならないように話せば話すほど、歯科医院が混んでくるという現象が起こるようになりました。

もしも私が継承した医院が都市部にあり、インプラントの需要がたくさんあったとしたならば、違った選択があったかもしれません。

しかし、それは、それぞれの後継者が自分の置かれた環境下で考えていけばいいこと。

知り合いにも、実家の医院に戻った後、自分の強みを生かしていた診療を行っている人がたくさんいます。

自分の場合、今まで歯科の技術を磨いてきたことも、患者さんに安心して医療を受けてもらえるための引き出し作りをしてきたと考えるようになりました。

それくらい考え方が変わってきたのです。

- そもそも田舎では歯科に関する情報が圧倒的に少ない
- 虫歯にならないように予防の話をするほどに、歯科医院は混んでくる

自分のストーリーを発信する

お話しした通り、町のイベントでの講話や講演などは、ほぼボランティアに近いものでした。

そうした講演などの活動を続けながら、さらに私は町おこしにも積極的に関わるようになりました。

白衣を着ている間は歯科医師ですが、白衣を脱いだら、この町の一住民です。

それこそ昔は、夕飯の時間になるまで、子どもは外で好きなだけ遊んでいたも

のです。暗くなるまで外で遊んでいても、危ないことはありません。なぜなら、地域の人たちが見守ってくれているからです。

そうした幼少期の経験を踏まえて、自分には「五戸町に育ててもらった」という思いがありました。

だからこそ、過疎化によって町がこのままだんだんと寂れていくのは悲しい。町の活性化のために、少しでも手助けがしたいという気持ちが強くなっていきました。

使われていない町の古民家の活用のために、古民家での講話も引き受けました。講話だけでなく、ボランティアとして、その古民家の草むしりにも有志と一緒に参加しました。

五戸町は、町のことを多くの皆さんに知ってもらうための広報活動の一環として、『五戸の暮らし』という小冊子を作っていました。

すでに第1号が出ていましたが、町の総合政策課の方たちとコミュニケーションをとりながら、その第2号の作成に参加しました。

この小冊子では五戸町の物産や風土などの魅力を紹介していますが、第2号では町に帰ってきた若い人なども登場しています。

そこでのメインテーマの1つが、「仕事を継ぐ」ことでした。

五戸町で仕事を継いだ人たちにインタビューして、皆さんの仕事について、仕事を継ぐことについて語っていただいたのです（私自身も、語り手の1人です）。

この小冊子は、いろいろなところに配られますから、これによって、自分や私の歯科医院をさらに幅広い方たちに知っていただくことができました。

町にとって、仕事を継ぐ人がいるということは非常に大事なことです。

そうした人たちがいるからこそ、町が続き、町の歴史をつないでいくことができるからです。

自分も、町の歴史を引き継いでいく者の1人として生きていきたいと考えるようになりました。

「父が長年地域医療に貢献してきた歯科医院を受け継ぎ、この町の患者さんの口腔内を守っていきたい。そして、こうして家業を継ぐことで、この町の歴史をつないでいきたい」

こうしたメッセージを発信していくこと。

それは言い換えれば、自分のストーリーを持つことといってもいいでしょう。

戻って1年目は、町の人たちは誰も私を知らないし、私も町の人を知らない状態でした。

2年目以降、少しずつ自分を知ってもらえるようになりました。

3年目に入ると、町の中で、銀行や商店で、「先生、こんにちは」と声をかけてもらえるようになりました。

歯科医師としての自分が知られるようになるとともに、歯科医院の患者数や新患の数も少しずつ上昇していくことになりました。

✔ ボランティア活動で、町おこしにも積極的に参加
✔ 歯科医師として、自分のメッセージを発信していく

なぜ、自分のストーリーが必要なのか

実家の医院を継承し、歯科医師として仕事を続けていく中で、なぜ自分がこの仕事をしているか、ストーリーを持っておくことはとても大事だと考えています。

それは、1つには、そういうストーリーを発信することで、町の人たちに自分がどういう人間かわかってもらいやすくなるからです。人と交流する際、自分を後押しする力にもなります。

しかし、おそらく自分の場合、ストーリーを欲したのはそれだけではなかったように思います。

いわば、「言い訳封じ」とでもいえばいいでしょうか。

医院継承ということに限りませんが、人生において、あることにチャレンジしてみたとき、すべてが想定通りすんなりうまくいくことは、ほとんどありません。試みのプロセスでは、失敗があり、挫折があり、人との軋轢があり、思いもかけないトラブルなどがあり、行き詰まるケースも出てくるものです。

もしもこの事業がうまくいかなくなったとき、たとえば「自分が好んで選んだ仕事じゃないから」「親に頼まれて引き受けたから」「過疎化が進んでいるから」などなどの逃げ道を作っておきたくありませんでした。

いやいやながらに、仕事はしたくないのです。

私はあくまでも自分の意思のもとに、自分が選んだ仕事として、父の医院を継ぐ事業にとりかかったのだと。

生きている中で、いろいろな局面でうまくいかないことが生じます。

これはあくまでも私の個人的な見解ですが、そうやってうまくいかなくなったとき、後から振り返って考えてみると大抵、自分に原因があるものです。

ですから、うまくいかなかったとき、誰かのせいにしないために、私は、自分のストーリーを持つ必要があったのだと考えています。

医院継承を考えている皆さんには、ぜひ確固たる決意を持って、継承に臨んでほしいと思います。

- ✔ 自分のストーリーは自分の逃げ道を作らないためにも必要
- ✔ 継承するにあたって、ぜひ確固たる決意をもって試みてほしい

五戸で生きる、五戸と生きる

この章の最後に、若先生が自分の存在を町に浸透させていくために必要な条件

をまとめておきましょう。

私は、次の3つの条件が重要と考えています。

①自分の町に住む
②町の行事に参加する
③町おこしの活動に携わる

歯科医師が医院のある自分の町に住むことはとても大事なことです。

たとえば、五戸町でしたら、近隣では一番大きな都市である八戸市から通勤することが可能です。

可能ではありますが、通勤するだけでは、私は、やはり不十分だと考えています。同じ町に住んで暮らしていることが、町の人たちとのつながりを強めてくれるからです。それは同時に、自分がここで仕事をしていく強いモチベーションにもなります。

そして地元にいれば、町の行事に参加する機会が多くなります。町に住んでいて、町のイベントに参加するのと、別の地域に住んでいて同じイベントに参加するのとでは、町の人の反応が全く違います。

イベント参加は、自分を知ってもらう大きな契機となります。

町に住んでいればこそ、町役場との連携も自然にできるようになります。

そして、何より町のために貢献すること、それが最も大事と考えています。

この3つが揃うことによって、若先生の存在が地域になじみ、浸透し、地域の人たちが若先生を認知してくれるようになります。

その結果として、好循環が生まれていき、ブランディングが高まり、実際、新患の増加にもつながっていきました。

町への貢献は、すでにお話ししてきた通り、ボランティアで構わないのです。

いつの時点からかわかりませんが、私自身は、自分を知ってもらうという当初の目的より、町の活性化に貢献するということが本来の目標となり、自分の情熱、生きがいとなっていました。

五戸で生活し、五戸と生きることを選択したことが巡り巡って自分への恵みとなって返ってきます。

SNSなどによる広報活動だけが、自分や自分の継承した医院を知ってもらう手段ではないということを、ぜひ多くの方に知っていただきたいと思います。

これは、歯科医院だけの例に限らず、地方で家業を継ごうとしている方たちに共通する、大事なことであると確信しています。

✔ 若先生が町の人たちに認知してもらう3つの条件は、①自分の町に住む、②町の行事に参加する、③町おこしの活動に携わる

✔ 3つの実践が好循環を生み出し、巡り巡って自身に恵みをもたらす

第 4 章　継承ステップ2

院長継承・引き継ぐ際に大事なこと

院長継承のタイミング

いつ医院の継承を行うか、そのタイミングはどのように決めたらいいでしょうか。

当院の場合、継承のために実家に戻ってきたとき、いつ継承を行うかという点については全く決まっていませんでした。

その点について、父とも話をしていなかったのです。

一般的には、どのようなタイミングで継承するのがいいとされているのか。

それは個々の医院の置かれている状況によって違ってくるでしょう。親先生の体調や、医院の設備の老朽化の程度などが関係してくる場合もあります。

ただ、私自身の経験からアドバイスさせていただくなら、その判断は親先生に任せたほうがいいと考えます。

実際、当院の場合、院長交代の時期などは皆、父の判断でした。

実家に戻って2年、勤務医として勤務しました。2年後、副院長に昇格。1年間副院長として働きました。そして、3年目に院長交代のときがやってきたのです。

自身が新院長としてちゃんとやっていけるのかどうか、スタッフが私をどのように見ているかといった点について、自分ではなんとも判断できませんでした。だからこそ、経験豊富であり、スタッフたちとも長く一緒に働いてきている親先生の判断に委ねたのです。

間違っても親先生を追い出して、自分が新院長の座に就くといったような強引なやり方は控えてください。

以前、有名な家具メーカーで後を継いだ方が創業者の父親を追い出すというお家騒動がありました。その結末はニュースなどで皆さんご存知の通りです。

ついでに話をしておくと、新築移転についても判断したのは、父でした。

旧医院は建てて30年近く経っていました。パーテーションもなく、カウンセリングルームなどの設備もありませんでした。柱はシロアリに食われ、毎夏、シロアリ駆除が必要でした。

しかし、スタッフが長年、大事に使ってくれていたので、古いながらもきれいに整った医院でした。

私自身、建て替えるという気はなく、このまま使い続けたいとすら考えていたのです。

しかし、現代医療は進化し続けています。

その医療の革新に遅れずについていって、今後30年の診療を賄うには、現在の医院の設備では厳しいだろうと、それも父が判断したのです。

✔ いつ継承するか前もって決めていなかった
✔ 継承時期や新築移転のタイミングは親先生の判断に任せたほうがいい

継承時に考えていたこと

2020年7月、私は院長を継承しました。

親先生の歯科医院を継ぐということは、親先生が創った舟の舵取りを、自分が交替するということになります。

父は、1990年に五戸の地に開業し、以来、30年にわたって診療を続けてきました。全力で走り続けてきたバトンを、まだ、大学を卒業してそれほど時間の経っていない、歯科医師歴の浅い私が受け取ることになります。

当たり前といえば当たり前ですが、プレッシャーを感じていました。トップスピードで駆け抜けてきた父からちゃんとバトンを受けとれるかどうか、バトンを取り落としたり、足がもつれたり、転んだりしてしまうのではないか。そんな不安や焦りがあったのも事実です。

親先生は、若先生に無事に引き継いでほしいと願っているでしょうし、スタッフも、親先生の時代と同じように働きたいと願っているでしょう。患者さんも、今まで通りの診療を続けてほしいと考えているに違いありません。

そうした多くの皆さんの期待や願望を一身に引き受けて継承することになるのです。

それだけではなく、医院の歴史やカルテも引き継ぐことになります。医院を引き継ぐことは、ひいては町の歴史をつないでいくことになるでしょう。

そう考えると、大きな責任を感じましたし、「ちゃんとやらなければならない」と身の引き締まる思いでした。

ただ、不安や心配や焦りがあっても、時間はどんどん経っていきます。継承する日時が決まったなら、それへ向けて前に進むしかありません。

とにかく医院の継承にあたっては、やらなければならないこと、実務だけでも山のようにあるのです。

慌ただしさと忙しさに紛れて、抜け落ちてしまう項目があってはいけません。

継承や院長交代にあたって行うべきことは、きっちりリストアップしておくことをおすすめします。

なお、話が前後しますが、継承する場合、医療法人化（小村歯科医院の医療法人化は、すでにかなり以前に行っていました）は必須となります。

法人化されていないと、医院が親先生個人の持ち物ということになり、それを若先生に譲る場合、高額の贈与税を支払うことになるためです。

続いて、参考までに医療法人の理事長変更において、やるべきことを挙げておきましょう。

①法務局に、医療法人の理事長の辞任届と、新理事長の就任届を提出（これによって、登記が完了）

②①の登記の写しを添付し、県庁医療薬務課に医療法人登記届を提出

③②の登記簿の写しと共に、東北厚生局に、保険医療機関保険薬局届け出事項

変更届の異動届1と異動届2を提出

④三戸地方保健所に診療所の管理者変更届を提出

⑤国民健康保険団体連合会（国保連）に、保険医療機関連絡票1通と、指定銀行口座変更届正副2通を提出

⑥医療費の審査をする支払基金に、口座変更届を提出

⑦歯科医師会日歯と、県の歯科医師会、日本歯科医師連盟に、異動届を提出。A会員の入会金の差額の振り込み。口座が変わる場合、その変更届も提出

この他にも、業者や関係各所に挨拶状を送らなければなりません。

こうした実務の数々をリストアップし、やるべきことを1つ1つ片付けていきながら、かつ新院長として医院の舵を取っていかなくてはならないということになります。

✔ 家業の継承とは、親先生が創った舟の舵取りを交替するということ
✔ 継承実務はリストアップし、やるべきことを根気よくこなしていく

継承後の親先生の呼称

継承した後は、当然ながら若先生が「院長」と呼ばれるようになります。

継承後も、親先生が仕事を続けている場合、院長でなくなった親先生を何と呼ぶかという問題が生じます。

これは、うちの医院でも話題になりました。

真面目に、というより和気あいあい、スタッフ交えて皆で話し合いました。

父は「のりゆき」という名前なのですが、最終的に父自らが「これからは『ノリ先生』と呼んでくれ」といい、呼び方は、あっさり決まりました。

他には、若先生が院長になった段階で、親先生を「副院長」と呼ぶようにするというのも1つの方法です。

副院長なら、あまり深く考えずに呼ぶことができますし、いろいろ話し合った結果、適当な名前が決まらない場合、無難な選択になるでしょう。

小村歯科医院の場合、親先生は、継承後も、現役の医師として同じ医院内で働き続けています。

ありがたいことではありましたが、実はそこで、新たな問題が生じました。新院長となった若先生と、家業を譲った元院長の親先生との関係性です。わかりやすくいえば、1つの組織の中に2人のリーダーがいるということになりかねないのです。

私が読んだファミリービジネスの継承本では、親先生は家業を譲ったら、できるだけ影響力を残さないように事業から徐々にフェードアウトしていくことの重要性や必要性が説かれていました。

確かにそうなれば、若先生が影響力を発揮しやすくなるということなのでしょう。組織内に2人のリーダーがいる弊害も回避しやすいかもしれません。

ただ、私自身は先にも述べた通り、父に働く意欲があるのにフェードアウトしてもらおうとは一切考えていませんでした。

実際、自分が新院長になって、うまく采配をふるえば順調にいくはずだし、自分が新院長になったからこそ、それができるはずなのだと。

しかし実際には想定したようにはいきませんでしたし、簡単ではありませんでした。

✔ 継承後の親先生の呼称について皆で考える

✔ 組織の中に2人のリーダーがいると問題が起こりやすい

院長になった若先生が気をつけなければいけないこと

新院長となった若先生は、自分が親先生のようにうまくやっていけるかどうか不安や心配があります。そして、不安や心配があるからこそ、どうしても気負ってしまうものです。

親先生から引き継いだ舟の舵取りをなんとか自分なりにやり切ろうとして、気負いが悪い方向へ働いてしまうケースが少なくありません。

私自身、医院の継承時、それでうまくいかなった経験があります。

そうした自身の失敗を踏まえて、先に結論から申し上げれば、院長になった若先生が気をつけなければいけないポイントが２つあります。

①身の丈以上のふるまいをしない

②強引な決定をしない

若先生が院長になると、新院長として、若先生が自分でいろいろなことを決められるようになります。

実際に自分が新院長になって以来、強いリーダーシップを発揮しようとしたのですが、あまりうまくいきませんでした。

リーダーシップをとろうとするあまり、必要以上に人に強く出てしまったり、自分でよかれと思ってしたことが先方には逆効果であったり……。

若先生が強引な決定をしてしまって、親先生と若先生のダブルスタンダードが生じてしまったこともありました。

そんな私の態度が、共に働く人たちによってどのように見えていたか。ことの大きさを私は後に思い知らされることになりました。

✔ 気負いは失敗の元

✔ 大事なのは「身の丈以上のふるまいをしない」「強引な決定をしない」

青天の霹靂の出来事

新院長として向き合わなければならなかったのは、親先生の問題だけではなく、スタッフとの関係でした。

修業時代に、実家の医院を継ぐという話をすると、ある先輩医師から「新院長になったら、スタッフを全員変えたほうがいいよ」と真顔でアドバイスされたことがありました。スタッフと新院長との軋轢というのは、それくらいどこでも起こりうることなのでしょう。

自分自身は、スタッフにはとても恵まれていたと思っています。

元々のスタッフがいるおかげで、すべてがスムーズに回っている。当然、医院を継承する際も私が新院長となったクリニックで、元のスタッフ全員に働いてもらう気持ちでいました。

ところが、そのうちのスタッフの1人が、ある日突然、辞めたいといってきたのです。

私にとっては、文字通り、青天の霹靂でした。

歯科衛生士が4人、受付が1人、自分では、どのスタッフとも良好な関係が築けていると思い込んでいました。

しかし、そうではありませんでした。

後で聞くと、その辞めたスタッフは父には相談していたらしいのです。その後、自分のところに辞表を持ってきました。

包容力であったり、人間力であったり、そうしたさまざまな点において、父のほうが勝っていることは間違いないでしょう。

思い返してみれば、新院長として気負いもあってか、「俺の方針に慣れろ」というような高飛車な態度をどこかで感じさせてしまっていたのかもしれません。

20代の人の中には、今まで一度も怒られたことのない人が「4人に1人くらいの割合でいる」というニュースを見たことがあります。

つまり、怒られ耐性のない人が社会人として働いているということです。そういう若い人たちに対して、体育会系育ちの人間がよくするようにビシバシやってはいけないのかもしれません。

新院長として、学ばなければならないことはたくさんあるということです。スタッフのワークライフバランスなども考えなければなりませんし、歯科医院は女性が大半の職場ですから、産休や育休など、女性が安心して働ける労務環境作りを実践していく必要があります。

こうして、精神的にも余裕のない新院長は、継承後、親先生との関係もギクシャクしたものなっていきました。

✔ 新院長になる際、既存のスタッフにも細心の気配りをする

✔ 自分の気持ちは思うようには伝わらないもの

オヤジを怒鳴る

院長を継承するとき、部活のトップが替わるように、新院長が新しいリーダーシップを背負っていくものだと私は思い込んでいました。

しかし、経験やスキル、人間性が豊かである親先生が組織の中に残り、一緒に働いている状況では、スタッフにとって頼りがいがあるのはどうしても親先生ということになってしまいます。

それはある意味、自然なことなのだと思います。単に肩書が変わっただけで、中身が変わったわけではないのですから。

歯科医院の運営上、肩書は私が院長になりましたが、中で働いているスタッフの態度は全く変わりませんでした。

それは、自分たちを育ててくれたのは誰なのか、頼りがいがあるのは誰なのか、皆がわかっているからでした。

一方、私自身は、院長が替わったのだから、次のリーダーシップをとっていくのは自分だという気持ちが強くありました。

ですから、親先生を皆が頼っている状況に対して、なんとなく馴染めない感覚がありました。

医院は今まで通りスムーズに運営されているはずなのですが、それぞれになんとなくのわだかまりがあったように思います。

私自身も、想定していたようには医院が回っていないように感じ、変な焦りのようなものを感じるようになりました。

結果として、院長継承後、スタッフともうまくいかない面がしだいに目立つようになっていたのです。

この時点で、当院は、患者さんがたくさん訪れるようになっていました。1日に診なければならない患者さんの数がかなり増えていましたから、どんどん診療を進めていかないと患者さんを診きれない状況が生じていました。

少なくとも30分単位で患者さんをどんどん診ていかないと、診療の順番がどんどん後ろへズレていってしまうのです。

そういうプレッシャーがかかっている状況にもかかわらず、父は目の前の患者さんに昔の通りのペースで丁寧に丁寧に診療を続けていました。

予約を時間通りに消化できず、どんどん後ろへ押していっているのに、父の診療のスピードは一切変わりません。

あくまでも目の前の患者さんにしっかりした医療を提供する。そのためには多少、時間がかかっても仕方ない。それが父の従来通りのやり方でした。

その日も、父はマイペースで1人の患者さんに1時間くらいの時間をかけて、じっくりと歯の根っこの治療をしていました。

新院長の自分はマルチタスクで2人分も3人分も働いているにもかかわらず、父がそんなふうにのんびりした治療のやり方を続けていることで、私はカリカリしていました。

そして、ついには、「(診療の)ペース配分を考えてくれ!」と、ほぼ怒号のような感じで父に声を上げてしまったのです。

父は父で、「誰に向かってものをいっているんだ!」と、怒鳴り返しました。

スタッフの前で喧嘩をしてはいけないのはわかっていましたが、黙っていることができなかったのです。

やはり、そこには、新院長としての気負いと焦りがあったように思います。

こういう諍いがあると、組織作りとしていい方向には向かいません。まさに孤立する若先生の構図が出来上がっていました。

- ✔ 多忙極める診療の合い間に、マイペース診療の父を怒鳴りつけてしまう
- ✔ スタッフは基本的に親先生の味方。若先生孤立の構図が出来上がる

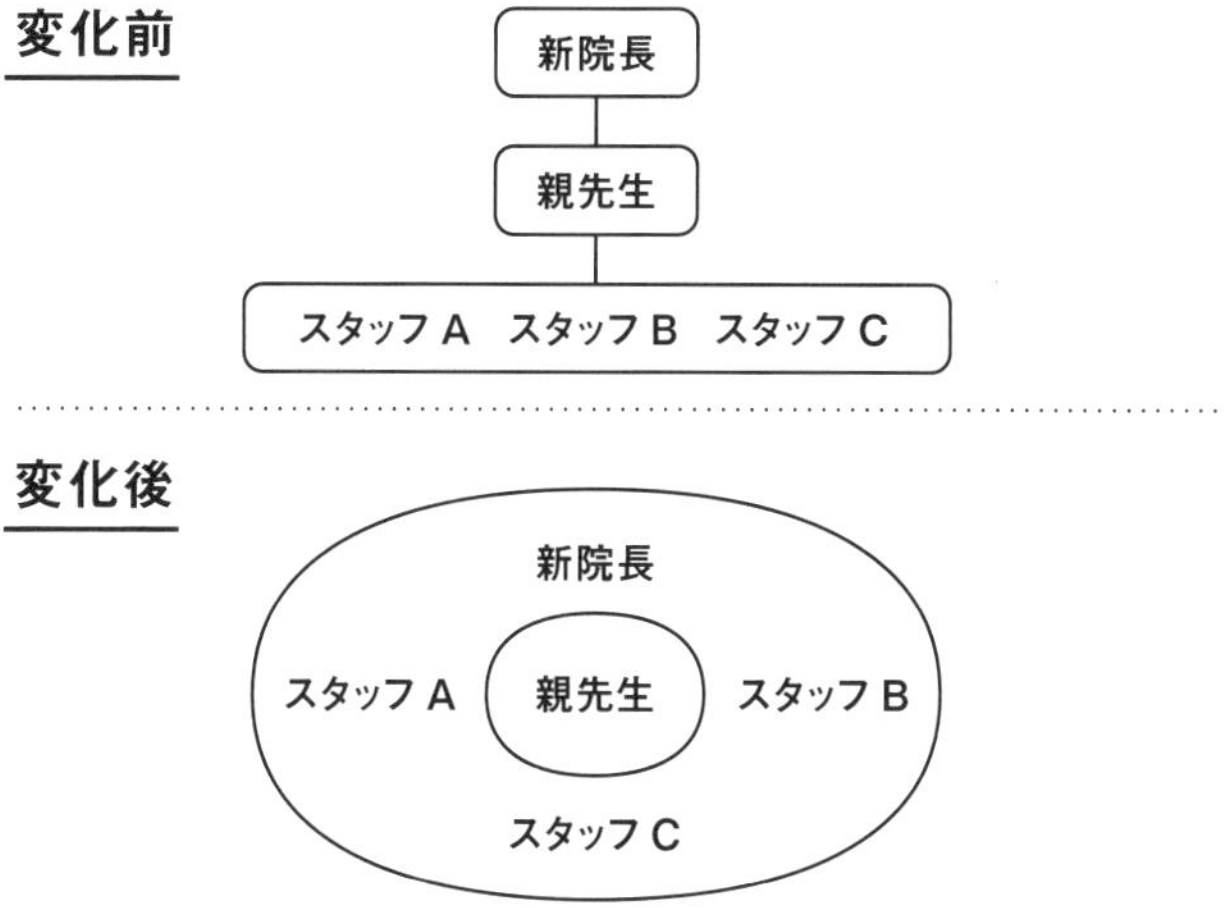

二番手の美学

こうしたことがあって、私は、自分のやり方を考え直さなければならなくなりました。

自分が院長になったとしても、新規開業時とは組織の構図が違う。

そして、いろいろ考えた末に、私自身が考え方を改めたのです。

上の図が変化前の当院の構図です。

新院長である若先生がトップにいて、その下に親先生、その下がスタッフという構造になっています。

これでは、うちの場合はうまくいきませんでした。

当時の自分は、誰がトップで、誰がリーダシップをとるかということばかりを気にかけていました。しかし、それでうまくいかないことがはっきりしてきた段階で、「重要なのはそこではない」と考え直したのです。

院長となっているのは、あくまでも肩書上のことであって、元々自分は父が作り上げてきた医院を継承したのだから「私自身も、スタッフも、皆で親先生を囲んでいるという気持ちでいこう」、そう考えるようにしました。それを図にすると、前ページの下の図になります。

変化前の図のように階層構造になっているわけではなく、親先生を中心に、新院長も、スタッフも皆で親先生を囲んでいるというイメージです。

もちろん私は、このような自分の心構えの変化をスタッフに話したわけではありません。

しかし、話さなかったにもかかわらず、このように考えるようになって以来、職場の雰囲気が明らかに変わりました。

新院長になってからは、リーダーシップをとろうとして、先ほど挙げた例のように、父に強い言葉をかけることもありました。

父としてもそんな言葉をかけられて憤るところがあったでしょうし、それは、スタッフにとっても違和感として感じられていたに違いありません。

新院長である自分が組織の中で一番である必要はないのです。

肩書のトップが自分であるにしても、実際にはこれまで通り親先生が一番であったり、あるいはスタッフの中のムードメーカーであるチーフが中心であったりしてもいいよ、ということです。

図のように自分の立ち位置を変えることで、言い換えれば、自分の気持ちの持ち方1つで、職場の雰囲気が大きく変わっていきました。

実際に自分が一番でなくてもいいのだと考えるようにしたら、自分自身も、気持ちが楽になりました。

私は、この考え方を「二番手の美学」と呼んでいます。

私の中に固定観念があったのでしょう。

新院長になったので、自分が影響力を発揮して、皆を引っ張っていかないといけないと。自分が一番なのだから、皆が自分についてきてくれるべきである。それも、文字通りの固定観念でした。

それにこだわり過ぎれば、トラブルが生じやすくなるばかりです。

継承した医院というのは、そもそも自分が作った組織ではないので、新院長が影響力を発揮するのは簡単ではありません。

今引き継いだ組織は親先生が長年かけて作り上げてきたもの。その親先生と元々いるスタッフに支えられて、自分が院長にさせてもらったと考えたほうがいい。

ファミリービジネス論では、親先生が家業を譲った後、親先生が影響力を持たないようにフェードアウトしなさいとよく説かれています。よくも悪くも、影響力が残存してしまうことが明らかだからです。

実際、小村歯科医院の場合も、親先生に影響力があるからこそ、いろいろと軋轢が生じる結果にもなりました。

しかし私は、昔も今も、親先生がフェードアウトしていったほうがいいという考えはありません。

フェードアウトせずに、うまくやっていく方法をなんとか考えていくこともできるのではないでしょうか。

現在の継承を迎えている歯科医院の多くは、親先生が初代、若先生が二代目のパターンが非常に多いです。

年齢的に考えても、親先生がすぐにリタイアするケースは少ないでしょう。だとすれば、他の医院でも、私のところで起こったような継承時の軋轢が起こることも十分にあり得ることです。

もしもお困りのときは、私の提案する二番手の美学を思い出していただければと思います。

✓ 新院長が考えを変えるだけで、院内の雰囲気がガラリと好転
✓ 組織内2人リーダー問題を解決するのが、二番手の美学

医院継承の大きなメリット

この章の結びとして、医院継承の大きなメリットについても触れておきたいと思います。

それは、若先生が院長となり、親先生が副院長（この場合、肩書きはなんでも構いません）となり、2名体制の医院になった場合、非常にいいことがあるのです。

通常、2名体制の歯科医院で院長が勤務医を1人雇うとすると、通常は自分より技術レベルの低い、経験の浅い勤務医を雇うことになります。

それは、当たり前です。雇われるほうにしても、自分よりレベルの低い院長のところに勤めたいとは思いませんから。

そうやって新たな勤務医を雇えば、その勤務医が業務に慣れるまで教育する必要もありますし、医院全体の業務の効率はいったん落ちてしまうかもしれません。

これに対して、医院を継承した場合、院長である若先生のほかに、もう1人、若先生よりも経験豊富で技術も確かな、レベルの高い副院長（親先生）がいることになります。

技術レベルも経験も浅い勤務医を雇うより、こちらのほうがずっと優れていることは明らかです。

システムは元々親先生が作ったものなので、若先生が院長になったからといって、業務が滞ることもありません。

こういう事情から、新院長になると今まで煙たがっていた父が非常に頼りがいのある勤務医になるのです。

それは、医院継承の大きな利点といってもいいのではないでしょうか。院長交代の際に、私自身の思い違いによって生じたトラブルが無事収まった以降は、医院の運営は非常にうまくいくようになりました。

いつまた晴天の霹靂が起きるとも限りませんが、そうならないように以前とは違う心持ちでいられるようになりました。

診療に関しては、頼りがいのある父に感謝することが多くなっています。

結びとして、院長交代の際、お世話になっている皆さんに送った挨拶状を掲載させていただきます。

- ✔ 医院継承の大きなメリットとは、親先生が医院に残ること
- ✔ 新体制では親先生が頼りがいのある勤務医となる

拝啓

盛夏の候、益々ご清祥のことと存じます。

さて、1991年6月五戸町で小村歯科医院を開業して以来30年何とか運営して参りましたが、若い世代に邁進してもらう時代と考え、本年7月1日をもって開設管理者・院長・理事長を息子・圭介に託し私は会長として見守りながら最後の地域医療に貢献していきたいと思っております。

これまでのご指導ご鞭撻の数々、心より感謝致します。今後とも小村圭介並びに小村歯科医院をよろしくお願い申し上げます。

敬具

小村徳行

謹啓

本年7月1日をもちまして、小村歯科医院の開設管理者・院長・理事長を継承致しました。

まだまだ未熟ではありますが、地域歯科医療の向上に貢献できますよう誠心誠意努力していく所存です。父と同様にご指導ご鞭撻を賜りますようお願い申し上げます。

謹白

2020年7月吉日

医療法人小村歯科医院

院長　小村圭介

院長交代の際、実際に送られた挨拶状

第5章 継承ステップ3

新築移転

―新しい医院をどのようにイメージするか

新築移転の選択肢

新築移転をするという話になった段階で、まず、どの場所に移転するかを考えなければいけません。

旧医院をリフォームするのか、旧医院を壊して建て直すのか、旧医院と違う場所に新築して移転するのか。

いずれの場合にしても、検討しなければならないことがたくさんあります。

リフォームしたり、建て直したりするのであれば、いずれも仮診療所が必要です。新築移転開業するのであれば、新しい土地が必要になりますし、旧医院を壊すので、新規開業では必要ないコストが余計にかかります。

他に検討しておいたほうがいいのは、新築移転をした後に、親先生が仕事を続けるかどうか。

それは、親先生の年齢や体調などによって違ってきますが、当院の場合、新築移転の際、父は63歳でした。

まだ、しばらくは元気で診療を続けてくれることを願っていました。しかし近い将来、父が仕事をリタイアする時期がくることも念頭に入れておかなければなりません。

つまり、医院継承後の新築移転したクリニックでは、当面は歯科医師2名体制。それがしばらく続いたのち、父が引退したら、勤務医が入るまでの間は私の1名体制になることも想定します。

新医院をあまりに手広くしてしまうと、1名体制になったときに困ることも考えられます。

一方、父と2名体制でこの先しばらく続けていくには、旧医院はやはり手狭に感じられていました。

その意味では、新築した医院は、現在よりもある程度大きめの医院サイズが必要と考えるようになりました。

このような微妙な匙加減が必要な要素があり、それらを比較検討しなければならないのです。

なお、新築移転の際の確認しておくべき事項も、ここで付け加えておきましょう。

・医療機関コードの確認

同じ住所内であれば医療機関コードは変わりません。しかし、たとえ隣の土地でも住所の番地が変わるとコードの変わる可能性が高くなります。

移転前に確認しておくといいでしょう。

・移転後の電話番号を変えないためにどうするか

電話番号を旧医院と同じものにするには、電話局に伝える必要があります。

・コンサルタントの有無

医業経営コンサルタントなどの専門家がいる場合は相談するのもいいでしょう。

・同業者との相談

医院を建てたのちはその後の変更が難しくなるため、同じような環境・条件の経験のあるドクターがいれば、前もって、相談してみると、いいアドバイスがもらえるでしょう。

✔ 新築移転の選択肢は複数あり、それぞれの可能性を検討しておいたほうがいい
✔ 後悔先に立たず。新築移転前に、確認事項もチェックしておく

地元住まいゆえの幸運

新築移転の際に考えるべき、立地場所以外の検討点としては、たとえば次のようなことが挙げられます。

・院内のレイアウト
・ユニットの数
・スタッフの人数

それぞれについて、私がどんなふうに考え、どんな選択をしたか順にお話ししてみましょう。

まず、新医院の立地場所について。

新医院は別の場所に探し、そこに新築移転しようと考えていました。

ところが、新医院の場所を探し始めたものの、なかなかいいところが見つかりませんでした。田舎なのだから、適当な場所が複数あるだろうと安易に考えていたのですが、意外にも苦戦することになりました。

このため、すぐには新築移転先を決められず、候補地を探している間に1年以上の時間が流れてしまいました。

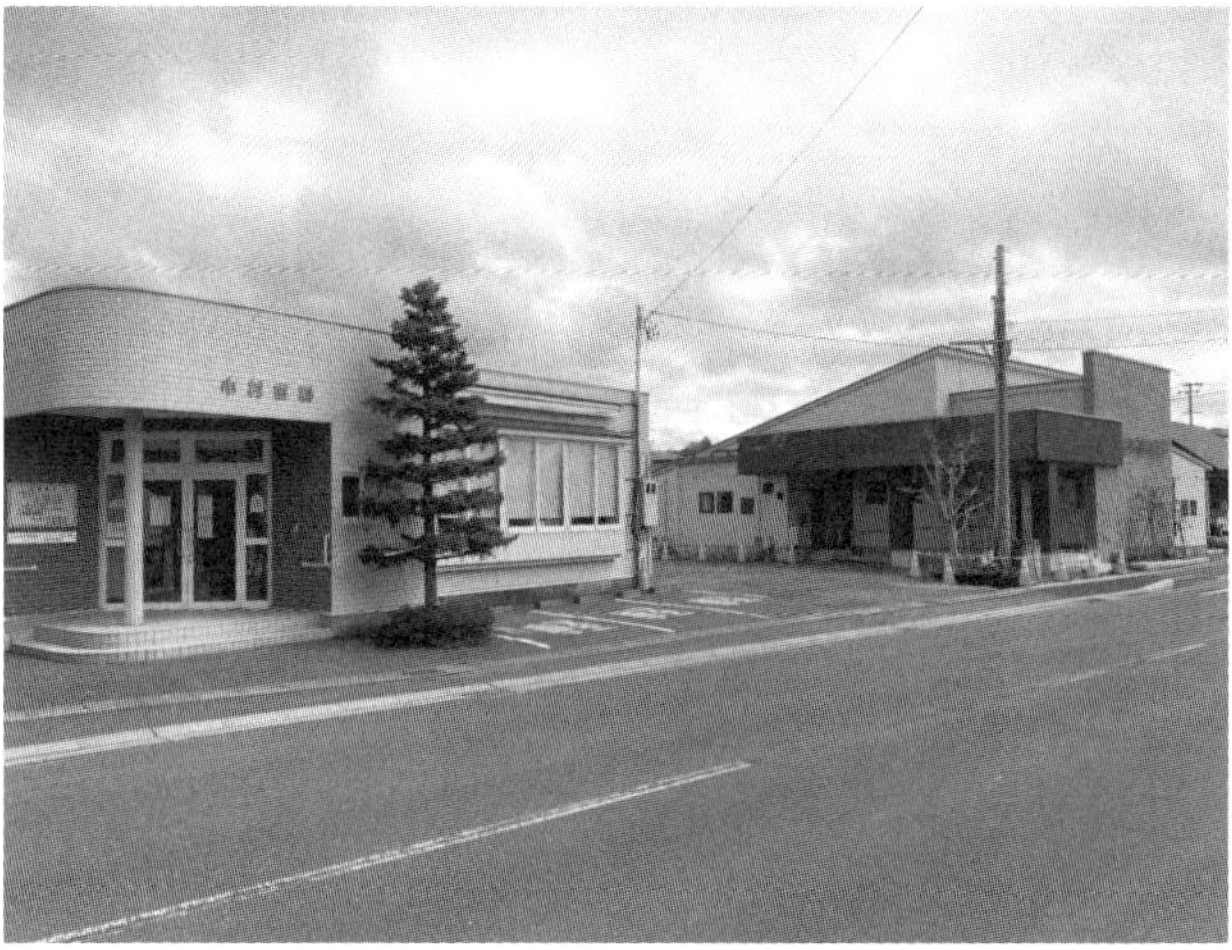

新医院建設中の様子。左側が旧医院

ご存じの通り、歯科医院にとって、立地というのは医院の死活を決める要素です。よりよい立地を求めて、根気よく探し続けるほかありませんでした。

ただ、幸いなことに、そうやって場所が決められずにいるうちに、旧医院の隣の土地を譲ってもらえるという話がまとまりました。

これも自分が地元の町に住んでいればこその情報だったと思います。

いうまでもありませんが、新築移転するクリニックの移転先は「目と鼻の先が理想」とされています。おかげで、文字通り、目と鼻の先の立地を得られ、すべてがいい方向に転じることになりました。

そして、買い取った隣の土地に、新医院を建設。結果として、新医院の完成まで、元の医院で診療を続けることができたのです。

旧医院を壊し、そこを駐車場にすることができましたから、新医院には、広い駐車場が完備されることになりました。

- ✔ 新築移転には、検討すべきたくさんのポイントがある——立地場所・院内のレイアウト・ユニットの数・スタッフの人数
- ✔ 新築移転の理想は、旧医院の「目と鼻の先」。当院は理想の立地条件で建てられた

ユニット数の決め方

新医院の立地場所が決まれば、次には、どんな新医院を作るかを考えなければなりません。

院内のレイアウトやユニットの数、スタッフの人数などは、今後、新医院をどのように運営していくか、将来の展望も含めた方針によって違ってきます。

また、その医院が置かれている地域の将来的な展望も踏まえて、レイアウトやユニットを検討していくことになるでしょう。

親先生が現役で医師として働くことが決まっているとしたら、親先生が仕事をリタイアした先のことも検討しておく必要があります。

医院を継承し、新医院を作り直すとき、多くの若先生が直面する問題です。

当院の場合、選択肢としては、大きく分けると2つ考えられました。

1 医院規模拡大も可能なパターン

・親先生が引き続き勤務することを想定し、歯科医師2名分が働ける台数
・親先生引退後は、常勤医を雇い、医院規模を拡大することも可能な設備を整えておく
⇓ユニット4～7台規模の歯科医院新設

2 現状維持のパターン

・親先生が早い段階で引退することを想定している継承の場合、歯科医師1名のユニット台数
⇓ユニット3～4台規模の歯科医院を新設

いろいろ検討した結果、私のとった選択は、前者でした。

できる限り父と一緒に仕事をしていきたいというのが大前提でしたが、将来的には、親先生が引退する日は必ずやってくるでしょうから、それを考慮して多過ぎない台数です。

ただし、医院規模の拡大の可能性も残しておくため、新医院のユニットは6台としました（将来、1台増やすことも可能なレイアウトになっています）。

- ✔ 新医院のユニット数は、将来の展望を踏まえて検討するべき
- ✔ 将来の医院規模拡大にも対応できるよう、ユニット台数をやや多めに選択

どんな新医院をイメージするか

ユニット台数の検討と平行して、私は新医院のレイアウトを考えていきました。

考えるべきポイントとしては、３つ。

①院長（若先生）自身のイメージ
②一緒に移転するスタッフの意見
③長年通っている患者さんたちに与える影響

新規開業するときは、設計が先、雇用が後です。

患者さんが待合室から診療室に入っていき、各ユニットへ移動するその動線も、院長のイメージ通りにレイアウトすることができます。

スタッフも新たに雇うので、スタッフが活動する動線も、院長の想定の通りに作ることが可能。新たに雇ったスタッフには、自分の希望通りに動くように教育すればいいわけです。

これ対して、継承して新築移転する場合、既に長年働いているスタッフがおり、新築移転後も同じように勤務します。

ですから、働いてくれるスタッフの要望も重視しなければなりません。スタッフが皆、「働きやすい」と思ってくれるような環境を整えるため、2カ月ほどにわたってスタッフ1人1人からじっくり話を聞きました。

その声を踏まえて、レイアウトなどをいろいろ検討しました。

たとえば、院長としては、予算を考慮し、平屋より基礎部分が少なく工費が安くなる二階建てを検討していました。

しかし、平屋の旧医院に慣れているスタッフの意見も取り入れた結果、平屋に落ち着きました。

このようにして、1つ1つ検討点を詰めていきました。

> ✔ 新医院のレイアウト案はスタッフの意見もしっかり聞く
> ✔ 二階建てから平屋へ。予算よりスタッフの意見を重視

理想の新医院

私自身、新医院は、できるだけ解放感のある造りにしたいと考えました。

歯科医院というのは、好んで人がやってくる場所ではありません。大抵は歯の不調に耐えかねて、意を決してやってくるところです。

ですから、患者さんの気持ちが少しでも楽になるようなレイアウトを目指しました。

また、スタッフや患者さんが戸惑わずに、（昔の医院にも相通じるような）どこか懐かしさを感じてもらえる医院にしたいとも考えていました。

旧医院は、待合室に小上がりがありました。

田舎なので、そこで寝転がって待っている患者さんもいらっしゃるのです。それも引き継いで、新医院にも小上がりを作りました。

ユニットの並びについても、旧医院と似た設計にしました。

以前は、4台あるユニットのうち、2台並んで、レントゲン室、あと2台が並ぶという構成でした。

それを受けて、新医院では、6台あるユニットが3台並び、レントゲン室、続いて残りの3台が並ぶ（その奥にオペ室）という造りになっています。

設計士からは、レントゲン室の位置について別の場所の提案があったのですが、スタッフから、こちらのほうが落ち着くという意見が出て、現在のレイアウトになっています。

継承後の新築移転の場合、人の動く動線に無理がないなどの利便性も考えないといけません。

しかし、それと同時に、心理的な安定感（前と同じで落ち着く、なんとなく懐かしいなどなど）も大事したほうがいいと思います。

スタッフからは「医局を広く！」という要望が強かったので、新医院では医局を旧医院より広くしました。それでも、できてみると、スタッフから「まだ狭い」

といわれたりもしました。

そうしたこともありつつも、皆が働きやすい医院ができたのではないかと感じています。

新規で取り入れたところもいろいろあります。

旧医院では、セミナールームのような場所がありませんでしたが、新医院では、待合室の椅子を片づければ、そこが研修に使えるような設計になっています。

高齢化が進んでいますから、バリアフリーは当然。その他、床暖房を入れ、患者さんにしっかりと説明をし、相談にも乗れるカウンセリングルームを新設しました。

感染予防の対策を十分に行い、洗浄滅菌コーナーなども新設した1つです。

なお、ユニットなどの各設備・装置等々は、旧医院の（父が長年お世話になってきた）メーカーを一切変えずに、それぞれの新製品を入れる形にしました。

医院を継承すると、業者さんにも大変喜んでいただけます。

とある業者さんからは、お取引きしている歯科医院さんが、毎年全国で4〜5医院閉院しているため困っているという話を聞きました。

そのため、医院を継承しそのまま同じメーカーを使用するということが、とてもありがたいともいっていただきました。

新築移転の場合、膨大な数の必要な装置・物品を旧医院から新医院へと運ばなければなりませんが、業者の方々に搬出・搬入を総出で手伝っていただきました。皆さん忙しい中にもかかわらず、大変ありがたいことでした。

- ✔ 新医院は患者さんに懐かしく感じてもらえるようなイメージ
- ✔ レイアウトには利便性も必要だが、心理的な安定感も大事

これからの歯科医院に必要な設備

新医院を作るにあたっては、これからの診療で求められる設備やシステムを備えるべきだと考えました。

一般的に、次のような設備は必要とされるでしょう。

- **感染対策**
- **個人情報の保護**
- **バリアフリー**
- **デジタル機器**

コロナ禍以降、さまざまな感染対策は欠かせないものになっています。

器具の洗浄・消毒・滅菌のための機器は必須。空気清浄機もなくてはならないものです。飛沫防止をするため、パーテーションも必要になります。

さらに、口腔外バキュームも、求められる設備になりました。

口腔外バキュームとは、口腔外、文字通り、口の外で患者さんの口からの飛散物を吸引する装置です。

治療時に口の中から飛び出した唾液などが空気中に飛散すると、その飛沫によりウイルス感染が起こるリスクがあります。こうした飛沫の飛散を防ぐ仕組みです。

個人情報を守ることについても配慮しなければなりません。患者さんの中には、治療に来ていることを知られたくないという方もいらっしゃいますから、その点でも、患者さん同士を隔てるパーテーションは求められます。

また、個人情報を守るために、カウンセリングルームや個室が必要になります。

高齢者の多い地域の医療施設であれば、車椅子やバリアフリーなどは備えておくべきものであることは改めていうまでもありません。

歯科医療においても技術の革新が進んでいます。先ほどは口腔外バキュームにふれましたが、たとえば、口腔内スキャナーなどもその1つでしょう。口腔内スキャナーとは、小型カメラで口腔内をスキャンし、そのデータを3D画像で見ることができる装置。3Dの画像にすることで、肉眼では見えにくい部分もはっきりと確認することができるようになります。

高いレベルの医療を行うために、歯科用CTはもちろんのこと、こうした新しいデジタル機器が新医院では必要とされています。

高いレベルの医療を維持するためにはこのような要素がニュースタンダードとなるといってもいいかもしれません。

これらを揃えるためには、かなりのコストがかかります。ニュースタンダードの設備投資を行うと、30年前の初期費用に比べ、2000~3000万円分は余計にかかることになるでしょう。

ですが、新規開業あるいは新築移転を考えている歯科医師の皆さんは、これらのニュースタンダードを担っていかなければならないのではないでしょうか。

- ✔ 新医院の必須要素・感染対策・個人情報の保護・バリアフリー・デジタル機器
- ✔ 今後の30年を見据えて、ニュースタンダードに必要な設備を揃えておきたい

継承後の新築移転の恩恵

医院開業をする際には、内覧会というものを行います。
内覧会の目的は、２つあります。

①地域の方々に医院の雰囲気を知ってもらう

②アポイントの確保

いうまでもなく、最重要なのが、アポイントの確保です。

医院の開業の際には、あるいは、当院のような新築移転の場合もそうですが、大変な時間と労力と費用がかかっています。

にもかかわらず、開業直後に閑古鳥が鳴いてしまうようでは、ローンの返済とスタッフの給料を賄うことができなくなります。

そういう事情がありますから、内覧会を開く（大抵は2日間ほど開きます）場合、全身全霊をかけて、その先1～2カ月の患者さんの予約をとることを目指します。

それだけ内覧会というのは重要なものなのです。もしも予約が集まらなければ、死活問題になっていくわけですから、当然といえば当然です。

その点、当院は新築移転前から旧医院の患者さんの治療や歯のメンテナンスですでにぎっちり埋まっていました。

移転直前の診療後に、受付から「次の診療は新築移転後の医院になります」と伝えてもらうことで自然に新築移転後の予約が埋まっていったのです。

当院の新築移転開業は２０２１年、コロナ禍の真っ最中。まだ1回目のコロナワクチンも打っていない状況でしたが、患者さんは変わらず通ってきてくれました。

その信頼に応えなければいけないと、私とスタッフは一丸となって、コロナ対策により力が入りました。その後も変わらず通ってきていただけることを考えると、私たちの気持ちは届いたのだと思っています。

話が逸れましたが、そうした恩恵もあり、私たちは内覧会で必死に予約を集める必要はありませんでしたが、半日だけ内覧会を行うことにしました。

内覧者は30人程度だったと思います。

ほとんどの患者さんは新築移転後に自然と院内を内覧されていましたから、わざわざ内覧会に来る必要もないのです。
準備していた紅白餅も余ってしまいましたが、スタッフ一同で美味しくいただきました。

✔ 開業前の内覧会は、医院にとって極めて重要
✔ 移転前から、移転後の予約は既に確保できた。それも医院継承のありがたみ

新築移転後の患者さん

２０２１年5月、新築移転し、新しい歯科医院で無事に開業することができました。

元々の医院をそのまま使い続けてもいいのではないかという気持ちもありましたが、いざ実際に移転してみるととてもうれしいものでした。

患者さんからも「すごくきれいになりましたね」といったお声をたくさんいただくことができました。

驚いたことに、新医院で新たに診療を始めると、10年ぶり、15年ぶりという患者さんが続々といらっしゃったのです。

当院の新築移転をどこかから聞いて、久しぶりに「受診してみよう」と思ってくださったのだと思います。

これも、しみじみうれしい出来事でした。

スタッフにも感謝しなければいけません。

通常、スタッフは自分の勤める職場は建物がすでに出来上がっています。勤務している職場が引越す、しかも新築移転するという経験をされる人はそれほど多くないと思います。

新築移転というのは、私やスタッフにとって、一世一代の大きな仕事でした。当院のスタッフにはその大局面にあたり、本当に苦労をかけました。慣れ親しんだ職場環境から新たな職場環境に移ることの不安は計り知れなかったと思います。

父や私をサポートして、この大きな仕事を一緒に成し遂げてくれたスタッフには、心から感謝しています。

現在、稼働しているユニットは6台。

新築移転後すぐは、退職や産休などがあり、歯科衛生士3名で診療を行っていました。

患者さんはかなり増えていたため、スタッフが足りず、私自身もP検査を行ったり、左手にバキュームを持ってCRをするなど、マルチタスクも全開でした。

2022年からは、育休開けのスタッフが戻ってきて、新しいスタッフもお迎えし、日々患者さんへ真摯に医療を提供しています。

帰郷当初の月レセプトは４５０枚ほどでしたが、現在は６５０枚ほどになりました。

私たちを必要としてくださる患者さんがこれほどいらっしゃることは大変うれしいことです。

- ✔ 新築移転後、10年ぶり、15年ぶりの受診という患者も訪れる
- ✔ 月の平均レセプトは４５０枚→６５０枚に増えた

第 6 章

地域の未来に向けて

—継承の意義

地方の歯科医院の展望

都会への一極集中がますます進み、地方では人口の減少が急速に進んでいく。それが近い将来、深刻な問題を引き起こすことは明らかです。

地方の歯科医院であれば、人口減少の影響を多大に受けています。人口が少なくなればその分患者さんが減り、歯科医院の経営にも影響を及ぼすことになっていくでしょう。過疎化の進む町に暮らしていると、この問題の深刻さを実感します。

地方の医院を継承すると、継承時から少なくとも30年余り、医院を運営していくことになります。人口減少の進む中で、将来自分の医院がどうなっていくか、心配や不安を感じる人も少なくないでしょう。

地方で二代目として家業を継ごうとしている歯科医師の多く皆さんは、そうした危機感を共有していると思います。

ただ、次のようにも考えることができるように思うのです。

歯科医療は、医科の診療科目と違い、子どもからお年寄りまで老若男女に必要とされます。しかも近年の歯科衛生士の活躍により、虫歯や歯周病にならないように歯科医院を利用する方も増えています。

好きなものを美味しく食べるためにも、健康で健全な歯をできるだけ長く維持することが大事になりますが、そのためにも歯を守る取り組みを続けていくことも、これからの歯科医療に求められる大事な役割です。

たとえ過疎化の進む地方においても、歯科医療を求める方たちは必ず存在します。医院規模にもよりますが、地方でも1日30人~50人診るということはそれほど高いハードルではないと私は考えています。

しかも、若先生が戻ってきた地元には、今まで地域医療を担ってきた親先生の土台があります。それを引き継ぐということの重要性を多くの若先生の皆さんに感じていただければと思います。

✔ 過疎化地域においても、歯科医療の需要は必ず存在する
✔ 親先生の土台を引き継ぐことの重要性を再認識してほしい

予防歯科という未来

予防歯科は、これからいよいよ重要になってくるジャンルです。

予防歯科とは、虫歯や歯周病になってから治療するのではなく、病気になる前にそれらの予防を目指して歯科医院に通ってもらおうという新しい歯科診療の形です。

「8020運動」という運動があります。

これは、80歳で自分の歯を20本以上残そうという運動で、厚生労働省や日本医師会が音頭をとって推進しています。

歯は、全部で28本（親知らずを含めない場合）あり、このうち20本残っていれば、一生美味しく食事をすることができるだけではなく、それが、全身の健康にもつながっていくと考えられています。

厚生労働省の「令和4年歯科疾患実態調査」によれば、８０２０運動の達成者の割合は、この調査時において、51・6％と推定されています。

この数値が伸びれば伸びるほど、多くの人が美味しくものが食べ続けられるようになり、しかも、それが健康長寿の一助となっていきます。

こうした運動もありますから、地域医療においても、予防歯科はこれからぜひ力を入れていきたいジャンルです。

後継者がいない歯科医院が閉院した影響で、そちらに通っていた患者さんが当院を受診されることもあります。歯科医院が少なくなりつつある現状では、他に受け皿がなく、行き場がなく困っている患者さんを引き受けなければなりません。

しかも、ほとんどが虫歯や歯周病の患者さんです。

残念なことに、うちの地方では、予防歯科の考え方がまだまだ浸透してないのが現状です。虫歯や歯周病の治療で手一杯なのです。

しかし、だからといって、五戸町でも、あるいは、他の地方都市においても、予防歯科が可能性のある医療ジャンルであることに変わりはありません。

その可能性をきちんと見据えておくことは、地方で診療を続けていく歯科医院にとっても重要と考えています。

- ✔ 予防歯科は、今後ますます必要とされる医療分野
- ✔ 自分の歯を保ち、美味しく食べることが健康長寿にもつながる

地域との連携がもたらす豊かな可能性

先に希望的な予測も述べましたが、人口減少が進む中で、今後、歯科が単独で生き残っていくのが難しくなっていく恐れがあることは否定できません。

では、そんな中、地方の歯科医院は生き残りの戦略をどのように立てていくべきでしょうか。

そこで、いよいよ重要になってくるのが、その歯科医院が置かれている地域との密接な連携です。

実際、当院の場合、私自身が町のイベントなどに積極的に関わり加わることによって、そこからつながる連携を広げていきました。

しかし、地域と関わることの重要性は、それだけではありません。

地域に根付いた診療を行うことは、個々の歯科医院の生き残りを有利にする可能性があります。

歯科以外の職種の方々と連携をとって一丸となって患者さんに医療や介護を提供していく。こうしたアプローチをとったほうが生き残っていけるチャンスが大きくなると考えられるからです。

こうした連携の形はいろいろあります。主なものを挙げると、

- **介護施設**
- **居宅**
- **病院**
- **行政**

この4つになるでしょうか。

居宅とは、それぞれのご家庭を訪問し、口腔内ケアを行うものです。五戸町では、介護施設での口腔内ケアに加えて、居宅の訪問診療の需要がかなりあります。

また、病院との連携では、術後や退院後の社会復帰を歯科面からサポートする仕事があり、そこでは患者さんと長く付き合っていくことになります。それは、医療的にも経営的にも非常に意義のある活動となります。

これらの訪問診療や病院・行政との連携がうまくいくためには、前もってつながりを作っておかないと、そもそも仕事が成立しません。

たとえば、介護関連施設の訪問診療では、その施設があらかじめ特定の歯科医院と提携を組むことになります。1回提携を組むと、基本的には、最初に組んだ医院が連携を解消しない限り、ほかの歯科医院が入り込む余地はほとんどありません。

私も、新規開業であったなら、苦労したことと思います。

当院の場合、父が早い段階から訪問診療を行っていましたので、その実績があり、すでに連携を組んでいる施設がありました。

私が医院継承した段階で、父が持っていた訪問診療の施設は全部引き継がせていただきました。

しかも、訪問診療をやっている実績があると、そこから「うちも小村先生、お願いします」「うちもお願いします」というように頼まれることが多いのです。

父が長い年月をかけて培った信頼があったため、自分への信頼も生まれました。

これも、医院継承の長所と考えることができます。

私自身、町おこしに関わることで、行政とのつながりができていましたから、そこから、新たな連携の話が生まれ、行政や病院との連携においても、さまざまな仕事を依頼されやすくなりました。

それにより、さらに、つながりが強まっていくという好循環が起きました。

未来の見通しをさらに明るくするためにも、歯科医院の運営だけに留まらず、自分の医院の外へ、つまり、医院の置かれている地域に足を運んでいただいて、新たなコミュニティとつながりを持つことをおすすめしたいと思います。

- ✔ 訪問診療や病院・行政との連携は、これからいよいよ重要となる分野
- ✔ 医院の置かれている地域のコミュニティとつながりを持とう

引き継がれたカルテ

新医院に置かれた真新しい棚に目をやると、患者さんたちのカルテが何段にもわたってズラリと並べられています。

そのカルテには、黄色い印があるものと、ないものがあります。

私が帰郷するまで、患者さんのデータはフィルムによるパノラマ撮影でした。黄色い印のあるカルテはパノラマ撮影されたもの。印のないカルテは、私が帰ってきてから、デジタルで撮影されたものです。

今はまだまだ、黄色い印のあるカルテのほうが多い。父が診療してきた患者さ

んがどれだけ多いことか、カルテだけで一目瞭然です。

カルテは、通し番号でいうと1万枚を超えています。

これらのカルテを見ていると、長年にわたり父がこの地で歯科医療を続けてきたその実績こそが、何ものにも代えがたいものと感じます。

治療歴が引き継がれていることは、患者さんにとっても有用なことです。

5年ぶり、10年ぶりに受診しても、5年前、10年前のカルテがあるのです。

カルテを見れば、歯科医師も患者さん自身も5年前や10年前の歯の状態がどうだったか知ることができます。それは、当然、現在の歯の治療を進めるうえでの貴重なデータとなるはずです。

私はここに立ち、整然と並べられたカルテを見ていると、父の医院を引き継がせてもらってよかったという思いがこみ上げてくることがあります。

しかし、また同時に、身の引き締まる思いもするのです。

このたくさんのカルテは父が長い年月をかけて守り続けてきたもの。この父の仕事を大切に引き継いでいきたい。

そして、自分もまた、五戸の人たちが幸せな食事ができるよう、いくつになっても健康な歯で美味しいご飯が食べられるよう、できる限り努めていきたい。そんな思いが溢れてくるのです。

- ✓ カルテを前にしたときの、身の引き締まる思い
- ✓ カルテを引き継ぐことは地域の人たちの歯の健康を守ることへもつながっていく

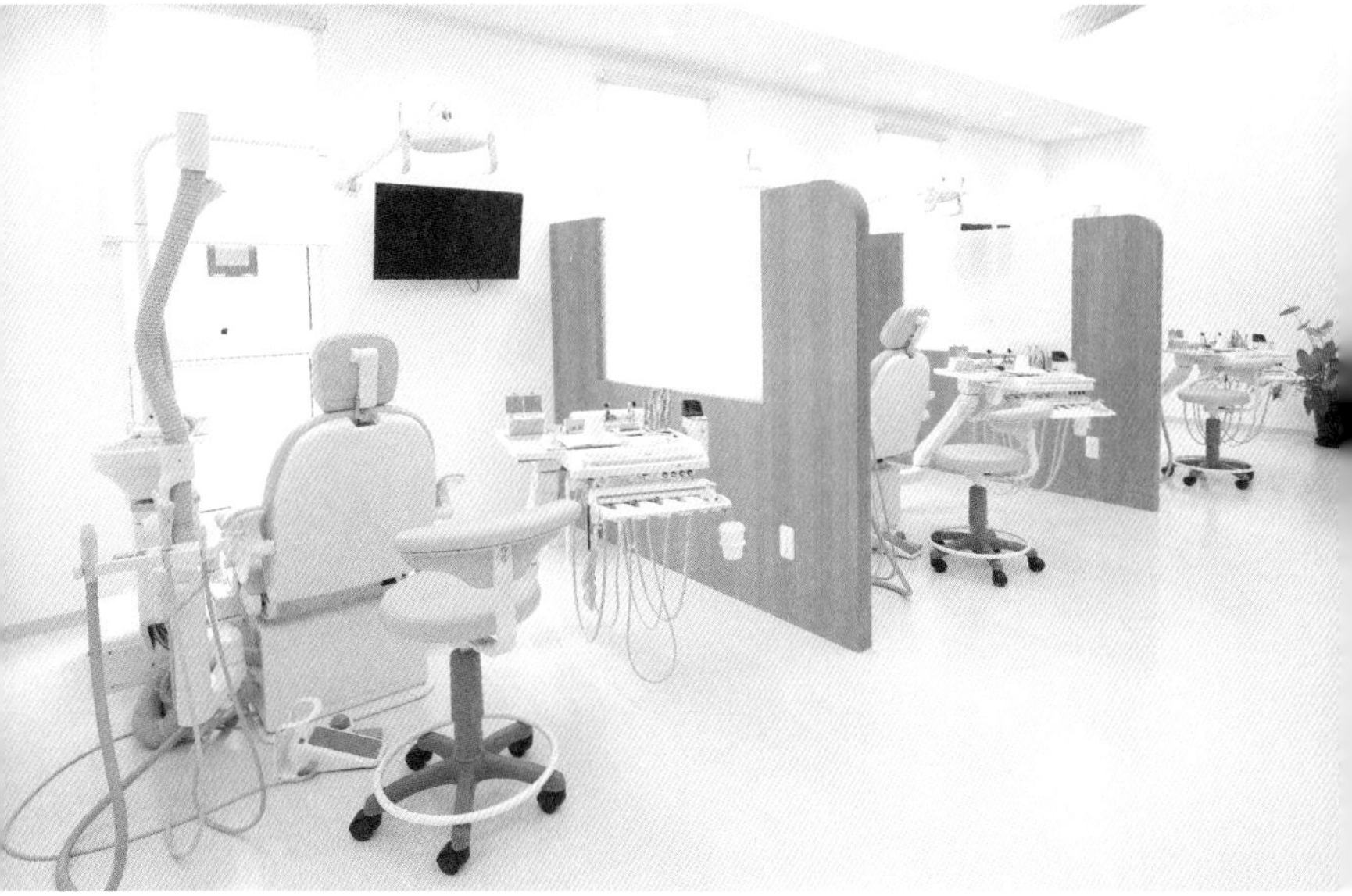

新医院の診療室。パーテーションで区切られた落ち着くユニットが全部で６台

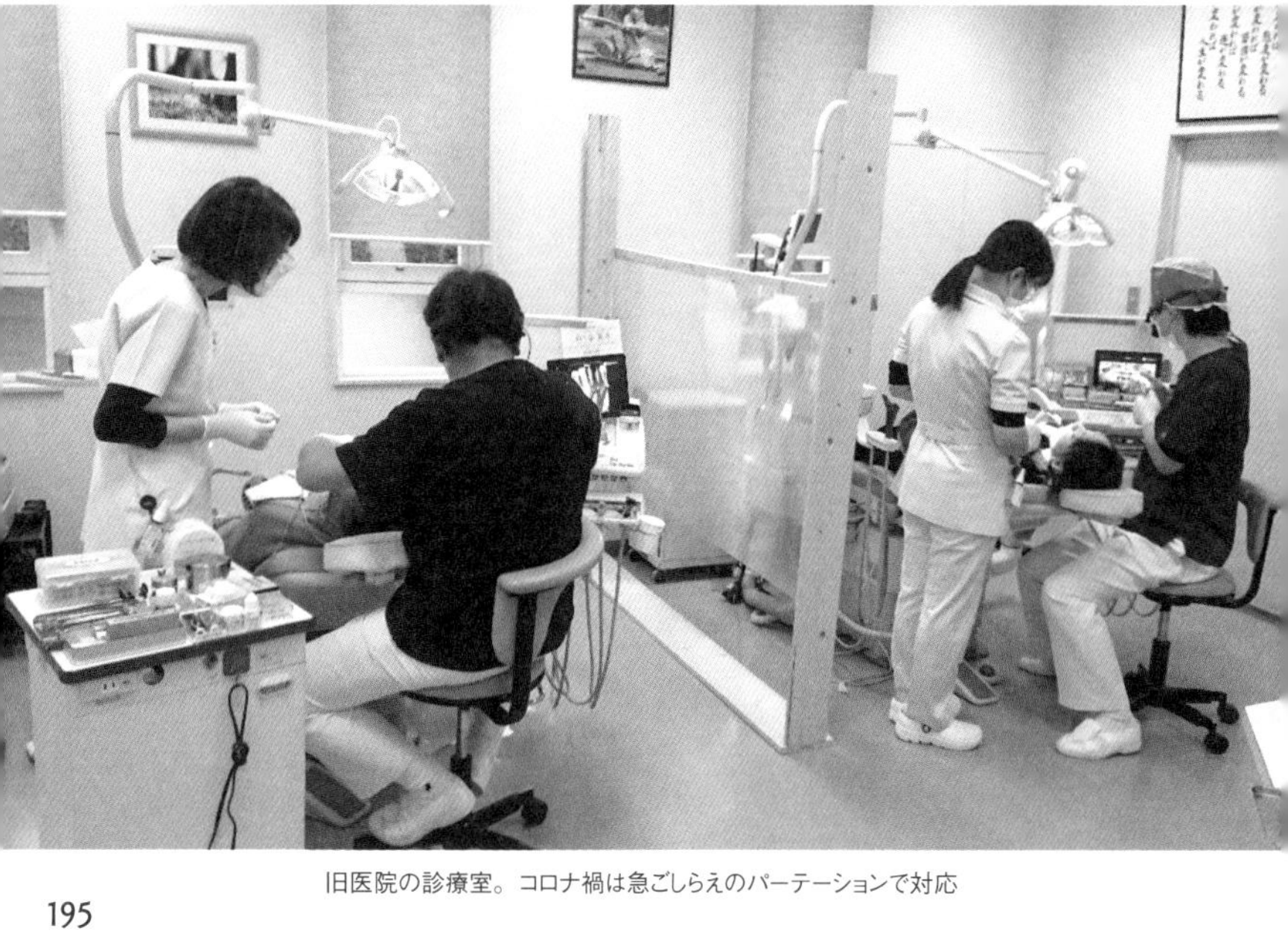

旧医院の診療室。コロナ禍は急ごしらえのパーテーションで対応

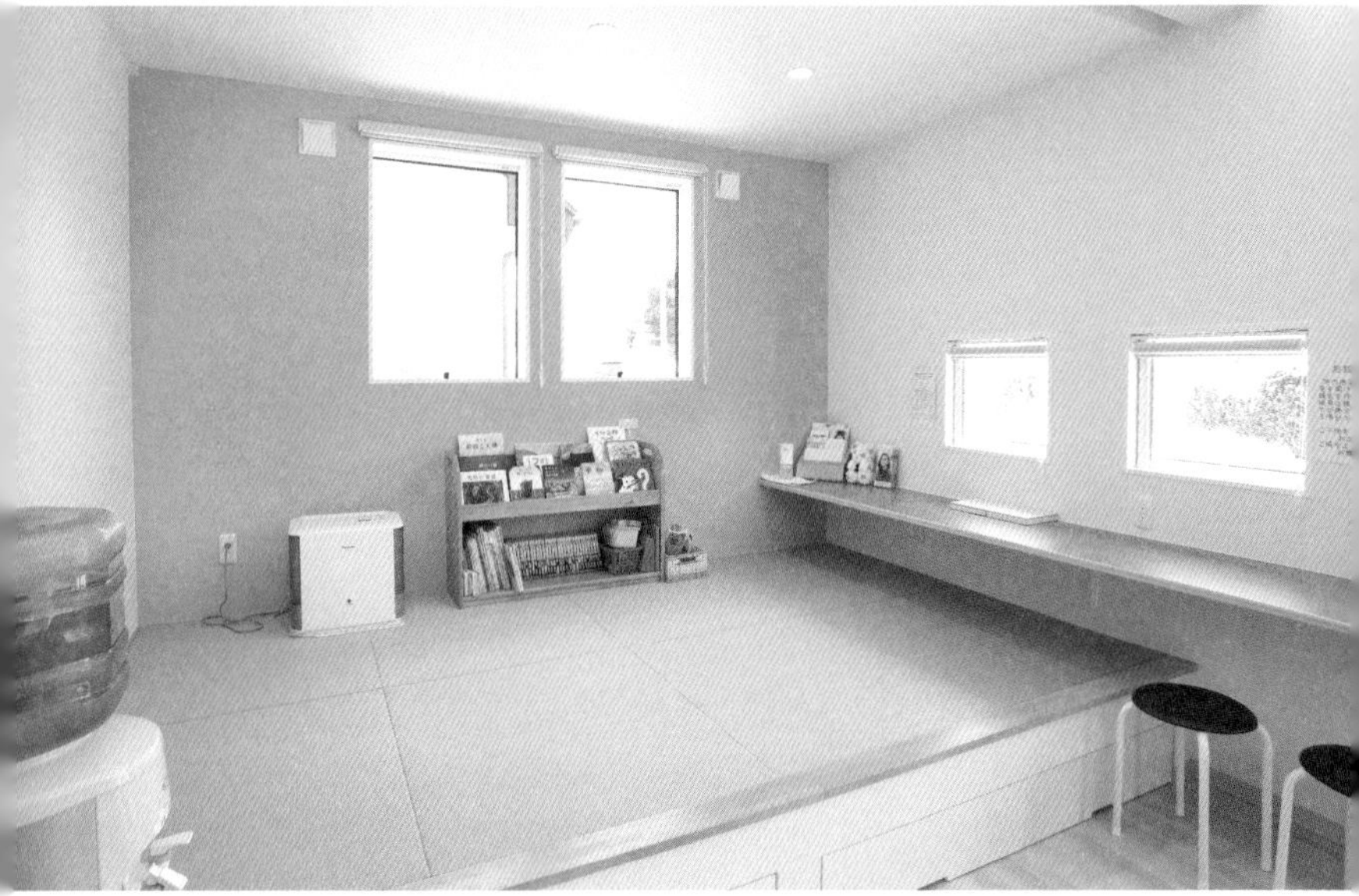

旧医院にもあった小上がりのスペースは継承。
高齢の患者さんや小さいお子さん連れの患者さんに好評

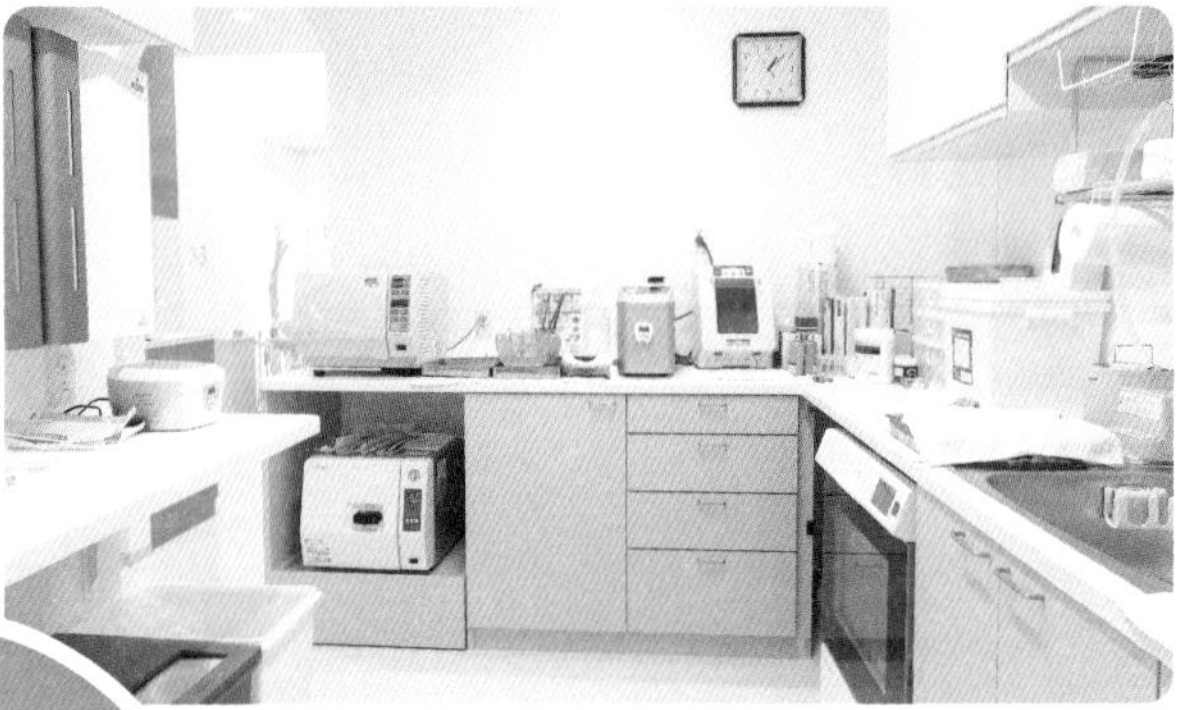

洗浄滅菌コーナー。複数人でも作業しやすいよう、空間づくりに工夫

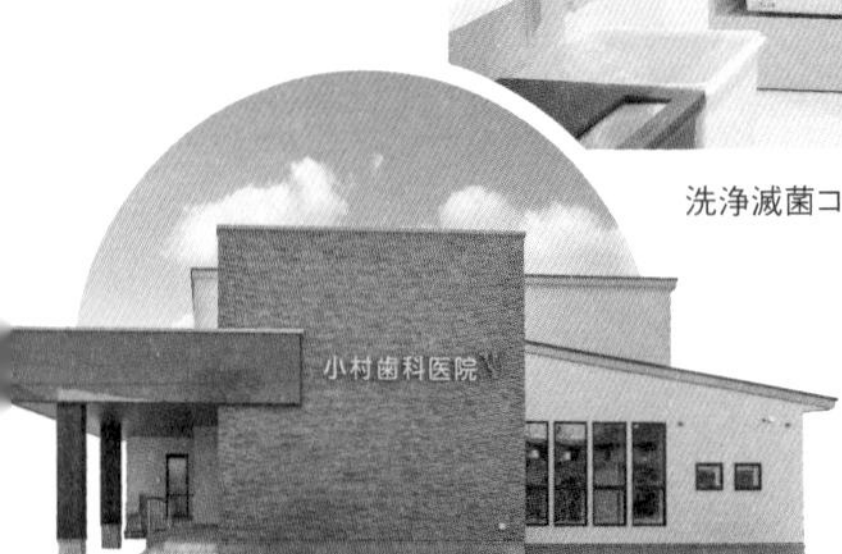

外観は歯科医院へ来る患者さんの
緊張感を和らげられるような色合いを意識。
エントランス横の外壁は著者の好きな色に

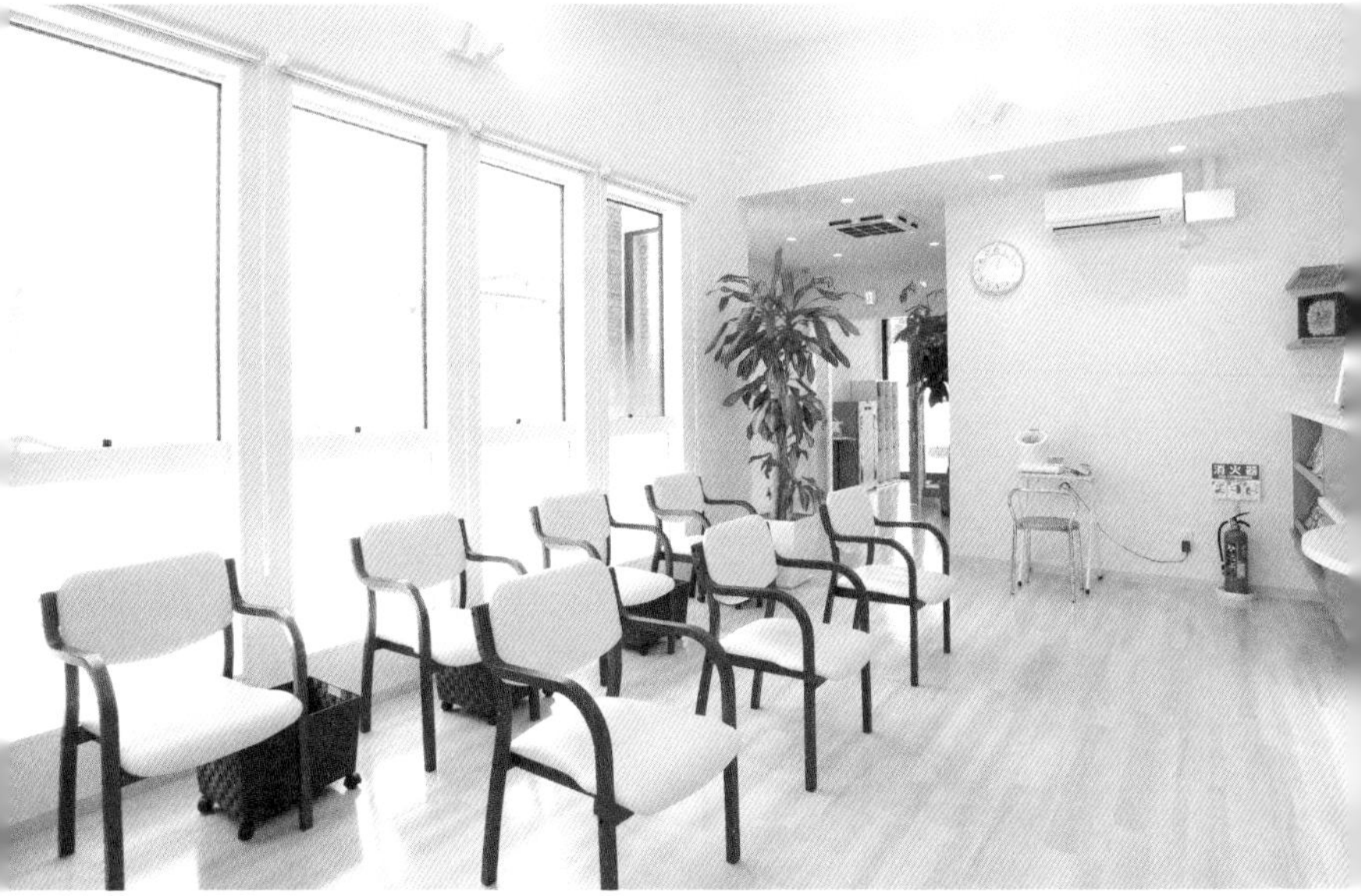

新医院の待合室。道路に面して大きな窓を設け、明るい雰囲気にしている

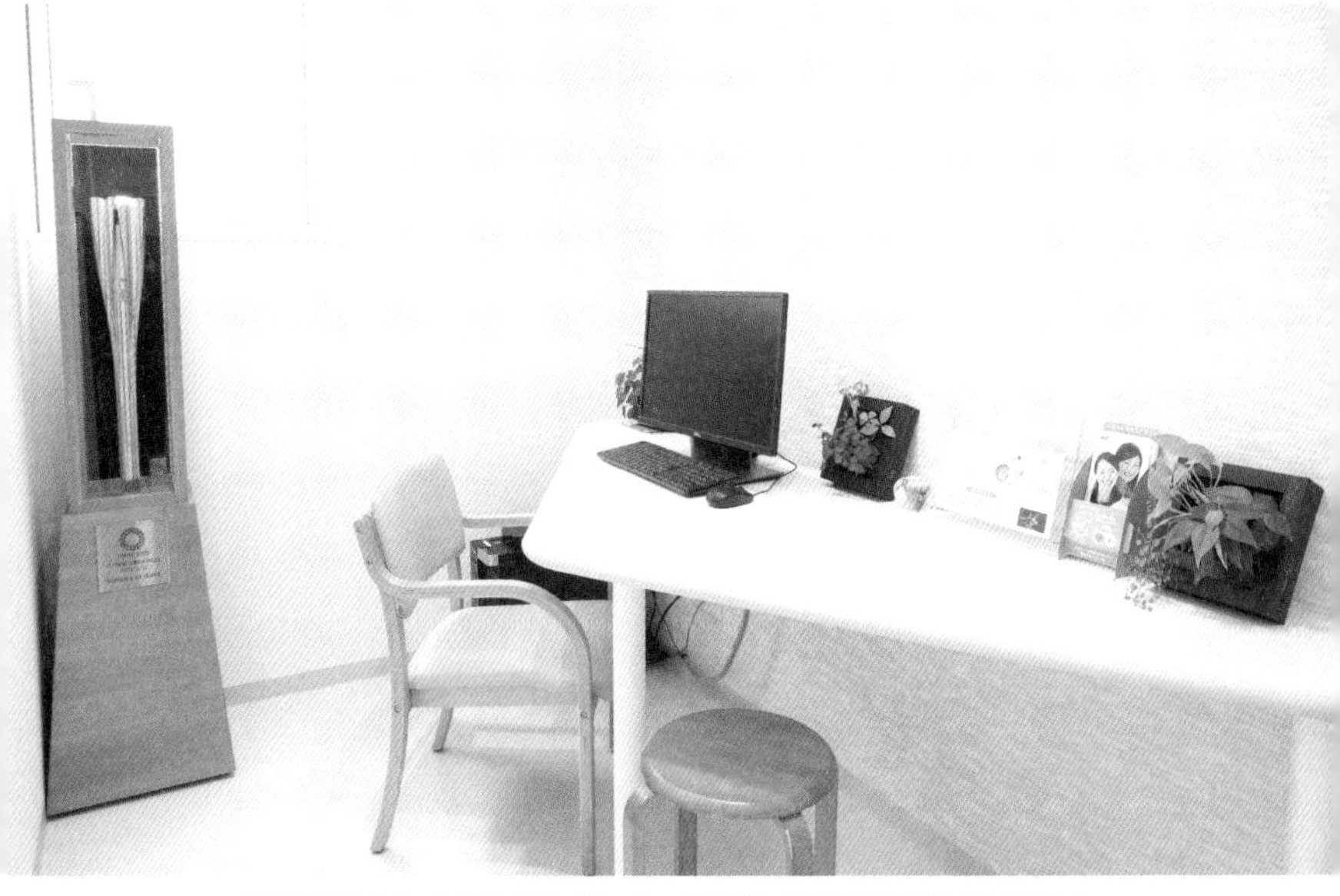

旧医院にはなかったカウンセリングルーム。落ち着いた空間で患者さんと向き合える

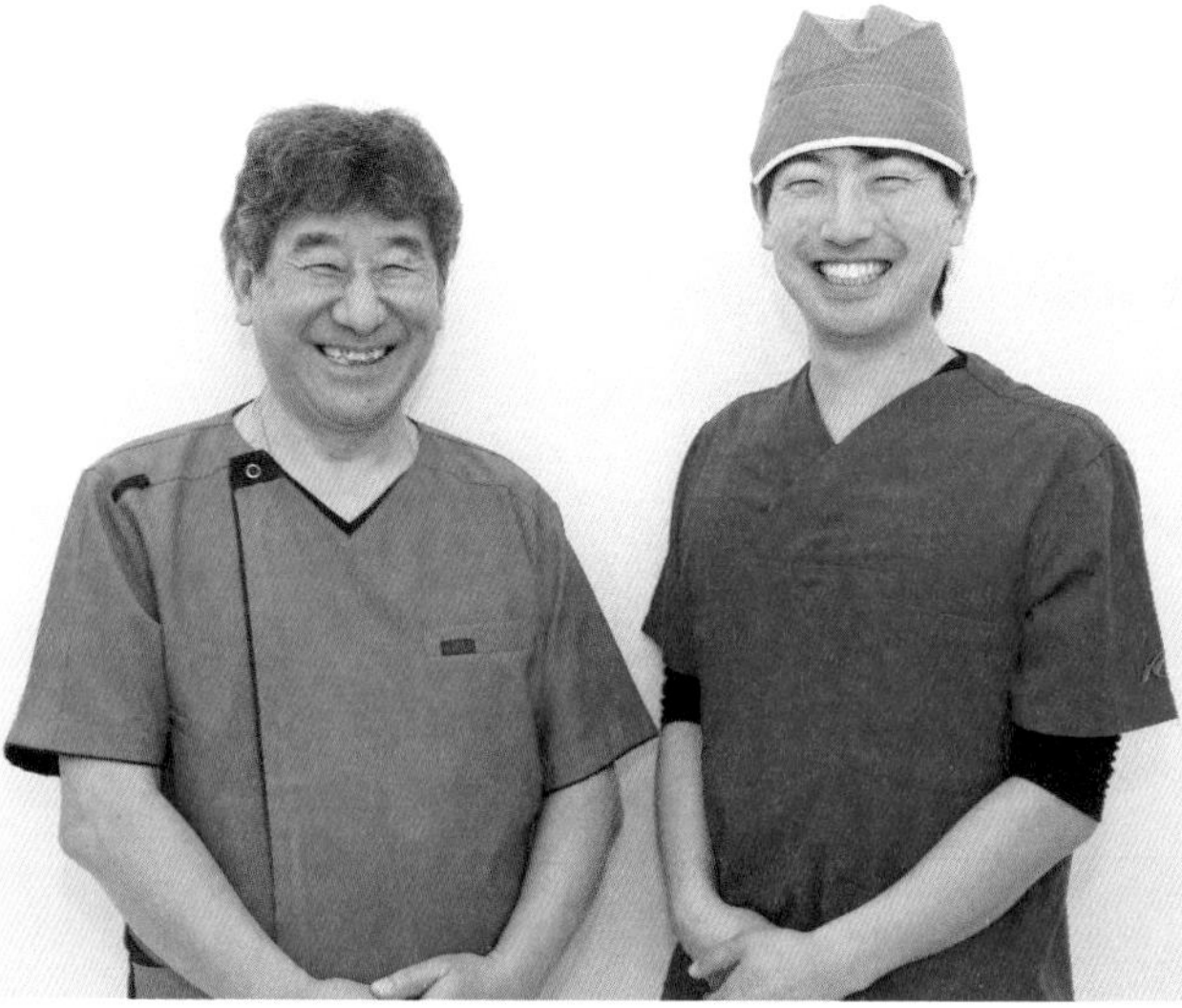

著者（右）と、前院長の小村徳行先生

家業を継ぐ前に読んでおきたいブックガイド

著者自身、家業を継ぐ前、
そして家業を継いでからも、
ことあるごとにページを開き、
参考にしてきた本を選びました。

経営者の教科書

―成功するリーダーになるための考え方と行動

小宮一慶／著
ダイヤモンド社
2017年6月22日発行

これまで数百社の経営に関わってきた人気コンサルタントによるリーダー論。
会社の経営を担っていくために大事なものとは何か。
経営を基礎の基礎からひも解く。
よきリーダーとなるための最適の入門書。

ここが私に響きました

医院を継承するまで、私自身、一勤務医に過ぎませんでした。勤務医であれば、自分のしていることだけに責任を持っていればいい。しかし医院を継承し、院長となり、経営者となると、全く立場が違ってきます。人を引っ張っていく立場になったとき、どんなふうにふるまうべきか、改めて勉強しなければなりませんでした。

その勉強のプロセスで出会った本書には、教えられることが多かったです。

ことに最も心に響いたのが、『覚悟』という言葉でした。

経営者となると、自分以外の、スタッフや患者さんたちの人生をお預かりすることになる。自分の人生だけではなく、スタッフや多くの皆さんの人生を預かることの責任の重さ。これを理解したうえで日々の仕事に臨まなければならない。

この本を読んで以来、そう肝に銘じるようになりました。

本書で私も「覚悟」という言葉を使わせていただいています。それもこの本の貴重な示唆によるものです。

中小企業の「事業承継」はじめに読む本

藤間秋男／著
すばる舎
2021年4月23日発行

100年企業創りコンサルタントである著者が、事業承継の際の押さえるべきポイントや注意点を総図解でわかりやすく、丁寧に解説していく。事業承継を考えている後継者にとって、頭の整理に役立つ本。

ここが私に響きました

この本で特に私が興味を引かれたのは、引退後、親先生が自分の影響力を残していくと、親先生を支持する元院長派と、新しい院長を支持する新院長派とに組織が分断されるリスクがあるという著者の指摘でした。

実際に私も、院長継承後、分断とはいわないまでも、組織がうまく回らなくなる経験をしています。

私が引き継いだのは父が30年かけて育て上げてきた組織でした。新院長になった際、その組織がまるで自分のものになったかのような早合点をしてしまったのです。ですから私の場合、トラブルを引き起こしたのは、自分自身の心構えの問題でした。今ならば、それがわかります。

しかし、当時は何が起きているかわかりませんでした。もっと早く、この本を読んでいれば、その事態にもう少し早く気づき、上手に対処できたかもしれない。

そんなふうに考えられるようになったのもこの本のおかげ。有益なサジェスチョンを含んだ一冊です。

社長、その事業承継のプランでは、会社がつぶれます

「条文ゼロ」でわかる代替わりと相続

島田直行／著
プレジデント社
2021年4月23日発行

経営者の側に立ちトラブル解決に当たってきた敏腕弁護士の提案する「後継者選びのポイント」。世代交代を検討中の社長、後継者との世代間ギャップについて知りたいかたにもおすすめ。「そうそう！　あるよ、こういうこと！」と納得の〝あるある〟本。

ここが私に響きました

本書は、主に継承する側に向けて書かれていますが、後継者に対しての目配りも行き届いており、元々いるスタッフを引き継ぐときに起こるトラブルの件は大変読み応えがありました。

著者は、元院長や元々いるスタッフが後継者に完璧を求めすぎるきらいがあるといっています。このため、継承時に新院長が乗り越えるべきハードルが非常に高いものになってしまうというのです。その指摘は大変納得できるものでした。

私自身、持って生まれた才能があるわけでもなく、いろいろ悩みながら新院長として仕事や実務をこなしていました。うまくいかないこともあり、「なんで、自分はできないんだろう?」とか「前の院長はうまくやっていたのに」などと、打ちひしがれる日々。

しかし、この本を読んで、「ああ、自分も別に出来の悪い経営者ではないかもしれないな。これで普通。これでいいんだ」と自分を肯定することができるようになりました。

ビジネススクールで教えている
ファミリービジネス経営論

ジャスティン・B・クレイグ、ケン・ムーア／著　星野佳路／解説　東方雅美／翻訳
プレジデント社
2019年6月13日発行

米国ノースウェスタン大学ケロッグ経営大学院の
「ファミリー企業センター」前センター長などが語る
ファミリー・ビジネスの要諦。
実は、ファミリービジネスが直面する課題は
アメリカも日本も変わらない。
普遍的な継承の真実を知りたいあなたにおすすめ。

ここが私に響きました

この本は、会社を後継者に渡す際のさまざまなテクニックについて書かれています。元々の社風、伝統を守っていくべきか、どういうところで新しい改革をなすべきなのか、多くの切り口から語られており、いろいろと学ぶ点の多い一冊でした。

たとえば、うちの医院では「歯科衛生士の中途採用はしない。必ず新卒をとる」。これが絶対の掟でした。中途採用したスタッフに、「前の医院はこんなやりかたをしていた」など、前の医院と比較されることを父がひどく嫌ったためでした。

しかし、新院長の私から見れば、元からいるスタッフは全員、父から私の医院へと中途採用したようなものです。だから、新卒にこだわりは全くありませんでした。そして今年から中途採用を受け入れることにしました。

この本が指摘する通り、従来のやり方から変えていくことで、会社に新しい風を入れることはとても大事なことに違いありません。

社長になる人に知っておいてほしいこと

松下幸之助／著　PHP総合研究所／編
PHP研究所
2009年8月29日発行

経営の神様、松下幸之助翁の説くリーダーの心得。
名経営者の熱い語り口が読者を勇気づけ、
読み返すたび新たな気づきをもたらしてくれる。
これから経営を志す者にとって
血となり肉となるべき教えが満載。充実の1冊。

ここが私に響きました

歯科医師としての研修や修業を終了し、実家に戻る前に読みました。今回紹介する5冊のうちでは一番最初に読んだ本です。しかも、最も重要なことに気づかせてくれた本でもあります。

経営者となったら、当然ながら、経営（お金）のことや、スタッフのマネージメント、継承にまつわるさまざまな実務などにも配慮して、多くの時間を割かなければならなくなります。

しかし、それらの忙しさに気をとられて、仕事に対する熱意を忘れてはいけません。

医療人としては、「医は心」、これが大原則です。

患者さんの状態を少しでもよくするために熱意を込めて医療活動に打ち込み、その結果として、利益があればいい。

私自身の仕事へのスタンスを固められたのもこの本を読んだおかげでした。

経営の神様と尊敬される松下先生は本当にすごい人だと改めて思います。

継承の意義

本書を手に取っていただき、本当にありがとうございます。

本書を開き、私の話に耳を傾けてくださっているのは、歯科医院の二代目であったり、家業の継承を考えている若手の後継者の方が多いでしょう。

何度も申し上げてきたことですが、最後にもう一度、継承の意義について触れておきたいと思います。

継承は、家業を受け継ぎ、スタッフや患者さんを引き継ぐだけではなく、家業が営まれている地元の歴史をつないでいくことでもあります。

さらにいえば、家業の継承とは、単に先代からバトンを受け取るだけのことではありません。なぜなら、バトンと一緒に自分はすでに多くのものを、大きすぎるものを受けていると感じるからです。

大学受験の際、私は国立大歯学部の受験もしました。しかし、4倍の倍率には敵わず不合格。それでも浪人することなく私立歯学部に入学させてもらいました。父の世代と違い、私立の授業料は本当に高く、生活費も含めると親に相当苦労をかけたと思っています。

後々聞いた話ですが、私を含む子供3人、大学を卒業させるまでどうやって資金繰りしたのか、もはや記憶にないといっていました。

そんな両親の苦労のおかげで、歯科医師になれたのだという感謝の思いがあります。

また、私には、地元の町や町の人たちに育ててもらったという気持ちがあります。

家業の継承というのは、家業というバトンを引き継ぐだけではなく、そうやって両親や町から自分が受けてきたことに対して、その感謝の気持ちを返す仕事なのではないでしょうか。

家業を引き継ぎ、家業を盛り立てていくことは、同時に、自分がその町に暮らす住人として地域の人たちとつながり、町を共に盛り立てていくことにもなるでしょう。それが町の歴史を引き継いでいくことになります。

こうして幸せな継承を行うことは、両親からの恩や育ててくれた町への感謝の思いを返すことにもなるはずです。

後継者にとって必要なもの

後継者にとって必要なスキルとは何でしょうか。

むろん、家業の仕事に関する知識や経験も大事ですが、なにより自分へ関わる方々への「愛」「尊重」、そして、人生をかけて家業を引き継ぐ「覚悟」が大切と考えます。

継承には継承なりの恩恵もあり、同じだけの苦労もあります。

自分が育った地で仕事をしていくにあたり、絶対的な感謝が必要なのです。事業は自分1人ではできません。先代が長い年月をかけて走り抜けたバトンをトップスピードで受け取ることの感謝を、愛情をもってすべてに還元していかなければばなりません。

継承後に新しい患者さんが来て、新しいスタッフを受け入れることもあるでしょうし、事業を行うにあたり、この先も人の入れ替わりは当然あるでしょう。去っていくスタッフもいるでしょうし、姿を見せなくなる患者さんもいらっしゃるかもしれません。しかし、たとえ短い時間でしか関われなかったとしても、その方々への感謝を忘れてはいけません。

後継者は、現実が自分の思い描いていたものと異なり、ギャップに苦しむこともあるでしょう。しかし、いずれの家業であっても、家業の継承は、文字通り、生涯をかけて行うに値する仕事です。

だからこそ、一生に一度しかない自分の人生を継承にかける覚悟が必要です。それだけの熱意を注いでこそ、自分に返ってくるリターンも大きいものになります。

ここでいうリターンとは、成功や名誉とかそういうものよりも、「この仕事を続けてよかった」「この今を生きていてよかった」という充足感であり、自分を支えてくれた家族やスタッフの幸せそうな笑顔であり、共に過ごしたかけがえのない時間、ということになるでしょうか。

現代は、「多様性」「自主性」「個人の尊重」という言葉に重きが置かれる時代です。そんな時代状況の中、「家業に生まれた子供は家業を継ぐべきだ」という考えは少々時代錯誤かもしれません。

しかし、私は、今後の地域を支え、何より医療を必要としている患者さんのカルテを引き継ぐという仕事を、人生を賭して行うべき仕事であると信じています。これからの10年が、今後の30年先の未来につながります。

幸せな継承をした若先生はきっと30年後自分の子供にも継承したいと思うでしょう。継承を挫折した若先生は決して自分の子供にはそのようなことはさせないと思います。

この10年間でどれだけ全国の若先生が継承を成功できるかで、30年後の歯科医療が少しでも変われると信じ、この著書を執筆させていただきました。

継承に悩んでいる方へ

継承に悩んでいる方には、「あなたは決して1人ではない」と声をかけたいと思います。

大抵のことは他の誰かが経験しています。もちろん私も経験しています。困ったら相談してください。そのために本書は書かれました。

これから後継者のネットワークを徐々に構築していくつもりです。

互いの智慧を寄せ合い、継承に関するノウハウや知識を蓄えつつ、幸せな継承を皆で行っていきましょう。

心からそう願っています。

また、その願いが叶うよう、多くの皆さんの継承の助けとなれるよう、これからも努めていく所存です。

本書が、継承を考えている皆さんに少しでも力を貸すことができるなら、これほど幸せなことはありません。

令和5年11月吉日

医療法人小村歯科医院　理事長　小村圭介

小村 圭介

（こむら・けいすけ）

医療法人 小村歯科医院　理事長

1987年、青森県五戸町生まれ。

2012年、岩手医科大学歯学部卒業。

歯科医師免許取得後、勤務医として5年間の修業を経て、2017年、29歳で帰郷。

3年間、父の医院で指導を仰ぎ、2020年7月に小村歯科医院を継承。

「好きなものを、好きな分だけ、美味しく食べられる日常生活のお手伝い」を医院理念とし、1人の患者さんに総合力で向き合う歯科医療を目指す。

プロデュース　水野俊哉
取材　速水千秋
装丁・DTP　鈴木大輔・江崎輝海（ソウルデザイン）

家業を継ぐ前に、知っておきたい「継承学」

2024年1月10日　初版第1刷発行

著　者　小村圭介
発行者　高野陽一
発　行　サンライズパブリッシング株式会社
〒150-0043
東京都渋谷区道玄坂1－12－1　渋谷マークシティW22
発売元　株式会社飯塚書店
〒112-0002東京都文京区小石川5丁目16－4
印刷・製本　中央精版印刷株式会社

ISBN978-4-7522-9027-8